临床常用急诊急救技能培训手册

名誉主编　肖春祥

主编　夏家林　崔立敏　刘龙龙

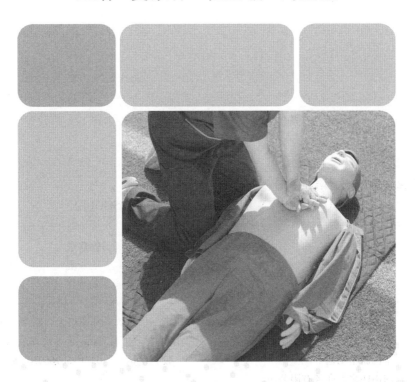

郑州大学出版社

图书在版编目（CIP）数据

临床常用急诊急救技能培训手册／夏家林，崔立敏，刘龙龙主编. -- 郑州：郑州大学出版社，2024.11
ISBN 978-7-5773-0519-6

Ⅰ. R459.7-62

中国国家版本馆 CIP 数据核字第 20240JD467 号

临床常用急诊急救技能培训手册
LINCHUANG CHANGYONG JIZHEN JIJIU JINENG PEIXUN SHOUCE

策划编辑	薛　晗		封面设计	曾耀东
责任编辑	薛　晗　张馨文		版式设计	王　微
责任校对	白晓晓		责任监制	朱亚君

出版发行	郑州大学出版社		地　　址	郑州市大学路 40 号（450052）
出 版 人	卢纪富		网　　址	http://www.zzup.cn
经　　销	全国新华书店		发行电话	0371-66966070
印　　刷	河南印之星印务有限公司			
开　　本	787 mm×1 092 mm　1 / 16			
印　　张	14.25		字　　数	321 千字
版　　次	2024 年 11 月第 1 版		印　　次	2024 年 11 月第 1 次印刷

书　　号	ISBN 978-7-5773-0519-6		定　　价	69.00 元

作者名单

名誉主编　肖春祥

主　　编　夏家林　崔立敏　刘龙龙

副 主 编　徐少华　李永强　郭　芳　刘同波　郑玉明

　　　　　孙志宝　李　莹

编　　委　（按姓氏笔画排序）

　　　　　左宝书　石　娟　成　平　刘兴园　刘国强

　　　　　刘宝燕　齐美丽　安振齐　李　猛　李　琳

　　　　　李　鹏　李　慧　李青波　杨孝春　肖金亮

　　　　　吴悦欣　吴娟娟　张成杰　姚玲艳　秦　静

　　　　　袁　超　耿　振　贾欣欣　夏　磊　徐文成

　　　　　彭娜娜　韩淑贞　谢海涛

前　言

　　急诊医学是一门综合性强、应用性广的医学学科,它涉及疾病突发、病情危重、需要紧急救治的各种情况。急诊医学的迅速发展和完善,不仅关乎患者生命安全,也对整个医疗服务体系的质量和效率提出更高的要求。本书将从急诊医学的重要性、急危重症处理技巧、灾害医学与急救、毒物学及中毒救治、急诊医疗服务体系、跨学科合作与发展、急诊医学技术应用以及急诊医学未来展望等方面,对急诊医学进行全面的阐述。

　　近年来,急诊医学在医学领域中具有举足轻重的地位。它承担着救治急危重症患者、稳定病情、为进一步治疗创造条件的重任。急诊医学的及时性和有效性直接关系到患者的生死存亡,因此,急诊医生必须具备扎实的医学知识、丰富的临床经验以及高度的责任心和应急能力。为此,我们特编写此书。全书力求从临床实用的角度出发,围绕新理论、新技术、新规范,并结合国内外对疾病诊治的新进展编写而成。

　　急危重症患者的处理需要迅速、准确、全面。医生需要根据患者的病情和体征,快速作出诊断,制定合理的治疗方案。同时,还需要熟练掌握各种急救技术,如心肺复苏、气管插管、止血包扎等,以便在紧急情况下能够迅速有效地救治患者。

　　灾害医学是急诊医学的重要组成部分。在自然灾害、事故灾难等突发事件中,急诊医生需要迅速响应,组织救援力量,对受伤人员进行及时救治。此外,还需要关注灾后疾病的防控工作。

　　毒物学是急诊医学的另一个重要领域。中毒患者通常病情危急,需要迅速采取解毒措施,减轻毒素对机体的损害。急诊医生需要熟悉各种毒物的性质、中毒机制和解毒方法,以便能够准确判断中毒原因并制定相应的治疗方案。

　　急诊医疗服务体系是保障急诊医疗质量和效率的关键。一个完善的急诊医疗服务体系应该包括急诊预检分诊、急救通道、重症监护室、手术室等多个环节,以确保患者能够得到及时、有效的救治。此外,还需要加强急诊医疗资源的配置和调度,提高医疗服务水平。

急诊医学涉及多个学科领域,需要与其他学科进行紧密合作。例如,急诊医生需要与外科医生、内科医生、影像科医生等进行协作,共同制定治疗方案。此外,随着医学技术的不断发展,急诊医学也需要与其他学科进行交叉融合,探索新的治疗方法和技术手段。

本书从基础理论出发,结合临床实践,详细介绍了急诊科的常见病、多发病,具体包括急危重症、突发事件、中毒、创伤等疾病的处置、影像学检查、临床表现、诊断与鉴别诊断、常规治疗等内容,因而具有较强的实用性;同时,本书除了对急诊临床和科研总结以外,还附带各项操作的评分标准,使本书更加详实全面。所以,本书既可以作为急诊广大医生,特别是青年医生的临床工作实用工具书,又可以作为全面了解现代急诊理论的参考书。

未来,急诊医学将继续朝着更加专业化、精细化的方向发展。随着医疗技术的不断创新和进步,急诊医生将能够拥有更多手段来应对各种急危重症。同时,跨学科合作和团队协作也将成为急诊医学发展的重要趋势,为患者提供更加全面、优质的医疗服务。

总之,急诊医学作为医学领域的重要分支,其重要性不言而喻。我们需要不断加强急诊医生的培训和教育,提高他们的专业水平和应急能力;同时,也需要不断完善急诊医疗服务体系和技术应用,为患者提供更加高效、安全的救治服务。

编者

2024 年 6 月

目录 CONTENTS

第一章

心搏骤停

第一节　心搏骤停的基本知识

呼吸、心搏骤停为一种临床危重急症,表现为呼吸、心搏停止,意识丧失,突发面色发绀或苍白,抽搐,脉搏消失,血压测不出。呼吸、心搏骤停说明患者面临死亡,及时发现,争分夺秒,积极抢救往往可起死回生。

【诊断要点】

（一）病因

1.意外事故　溺水、触电、自缢、创伤、异物堵塞等。

2.心脏病　常见的是急性心肌梗死,其他如急性心肌炎、风湿性心脏病、心肌病、肺源性心脏病。

3.急性中毒　包括食物中毒、化学物中毒、煤气中毒、药物中毒、农药中毒。

4.呼吸系统疾病　哮喘、慢性阻塞性肺疾病、肺栓塞、气胸。

5.其他　休克、过敏反应、缺氧、水电解质及酸碱平衡严重紊乱、低温、卒中、低血糖。

（二）临床表现

1.意识丧失。

2.大动脉搏动消失,血压测不出,心音听不到。

3.呼吸停止或叹息样呼吸。

4.面色苍白或发绀,双侧瞳孔散大固定,对光反射减弱以至消失。

5.可有短暂的抽搐或大小便失禁。

（三）辅助检查

心电图或心电监护:一直线、心室颤动、心电机械分离。

【治疗】

（一）初级心肺复苏

一旦确立呼吸、心搏骤停的诊断,应立即进行基础生命活动的支持。其主要措施包括人工胸外按压(C)、开通气道(A)、人工呼吸(B),简称为CAB。

1. **胸外按压** 用力(按压深度至少为 5 cm)并快速(100～120 次/min)按压,并使胸廓完全回弹。

2. **开通气道** 仰头举颏法、仰头抬颈法或双手举颌法。

3. **人工呼吸** 采用 30∶2 的按压-通气比率。

4. **注意事项** 应遵循正确的操作方法,尽量避免并发症的发生。

(二)高级心肺复苏

高级心肺复苏即高级生命支持,是在基础生命支持的基础上,应用辅助设备、特殊技术等建立更为有效的通气和血液循环,主要措施包括气管插管建立通气、除颤转复心律成为血流动力学稳定的心律、建立静脉通路,并应用必要的药物维持以恢复的循环。心电图、血压、脉搏血氧饱和度、呼气末二氧化碳分压测定等必须持续监测,必要时还需要进行有创血流动力学监测,如动脉血气分析、动脉压、中心动脉压、肺动脉压。

1. **通气与氧供** 如果患者自主呼吸没有恢复,应尽早行气管插管或声门上高级气道,充分通气的目的是纠正低氧血症,予吸入氧浓度 100%。院外患者通常用面罩、简易球囊维持通气,医院内的患者常用呼吸机,潮气量为 6～7 mL/kg 或 500～600 mL,然后根据血气分析结果进行调整。

2. **电除颤、复律与起搏治疗** 心搏骤停时最常见的心律失常是心室颤动,及时的胸外按压和人工呼吸虽可部分维持心脑功能,但极少能将心室颤动转为正常心律,而迅速恢复有效的心律是复苏成功至关重要的一步。心脏停搏与无脉电活动电除颤均无益。

如采用双向波电除颤能量一般选择 150～200 J,2020 年指南中推荐采用制造商建议能量(例如,初始能量剂量为 120～200 J),如果未知,可使用允许的最大剂量。第二次和随后的能量应相当,且可考虑使用更高能量。如使用单向波电除颤应选择 360 J。一次电击无效应继续胸外按压和人工通气,5 个周期的心肺复苏(CPR)后(约 2 min)再次分析心律,必要时再次除颤。

电除颤虽然被列为高级复苏的手段,但如有条件应越早进行越好,并不拘泥于复苏的阶段,提倡在初级心肺复苏中即行电复律治疗。

起搏治疗:对心搏停止患者不推荐使用起搏治疗,而对有症状心动过缓患者则考虑起搏治疗。如果患者出现严重症状,尤其是当高度房室传导阻滞发生在希氏束以下时,则应该立即施行起搏治疗。如果患者对经皮起搏没有反应,则需要进行经静脉起搏治疗。

3. **药物治疗** 心搏骤停患者在进行心肺复苏时应尽早开通静脉通道。先尝试建立静脉通路进行给药是合理的做法,如果静脉通路尝试不成功或不可行,可以考虑改用骨内通路。

(1)肾上腺素:是 CPR 的首选药物。

(2)血管升压素:与肾上腺素作用相同,也可以作为一线药物。

(3)碱性药物使用:复苏过程中产生的代谢性酸中毒通过改善通气常可得到改善,不应过分积极补充碳酸氢盐纠正。心搏骤停或复苏时间过长者,或早已存在代谢性酸中毒、高钾血症患者,可适当补充碳酸氢钠。

（4）抗心律失常药物治疗。

（5）正性肌力药及外周血管活性药物应用。

（三）复苏后处理

心肺复苏后的处理原则和措施包括维持有效的循环和呼吸功能,特别是脑灌注,预防再次心搏骤停,维持水、电解质和酸碱平衡,防治脑水肿、急性肾衰竭和继发感染等,其中重点是脑复苏。

第二节 心搏骤停的接诊路径

【案例】

1.**现病史** 患者,男性,35岁,河边钓鱼时不慎滑入河中,10 min后救起,发现心搏、呼吸已停止,现场一卫生员进行心脏按压,5 min后"120"急救人员赶到现场,立即行心肺复苏的同时迅速送往医院抢救。入院后立即予以气管插管接呼吸机辅助呼吸,心电监护、建立静脉通道等急救处理后30 min心搏恢复,有自主呼吸,送重症监护病房（ICU）进一步治疗。

2.**既往史** 体健。

3.**体格检查** 患者无意识、无呼吸、颈动脉搏动触不到、血压测不出、心音听不到,双侧瞳孔散大固定,对光反射消失。

4.**辅助检查** 心电图（ECG）示无心电活动。

一、病史采集

作为急诊科医生,接诊该患者时,应了解哪些病史信息（表1-1）?

表1-1 病史采集评分

询问内容		操作程序及具体要求	分值	扣分
现病史	根据主诉及相关鉴别询问	1. 发现心搏骤停时的现场和周围情况,有无同住者,是否同时发病,室内有无炉火,有无药瓶,瓶内药物有无减少,减少数量。有无呕吐物,气味如何	5	
		2. 猝死发生前进食了哪些食物?发病前精神状况如何?平日是否服药,服药种类有哪些	5	

续表1-1

询问内容		操作程序及具体要求	分值	扣分
现病史	根据主诉及相关鉴别询问	3.猝死时伴随症状,伴胸痛、胸闷常见于心源性休克;伴发热、多汗或皮肤干燥无汗,常见于中暑、莨碱类药物中毒;伴呕吐、肌颤、流涎、瞳孔针尖样大小,呼出有大蒜味,常见于有机磷农药中毒;伴肢体运动障碍或肢体抽搐,常见于神经系统缺血性或出血性疾病;伴深大呼吸、呼出烂苹果味常见于糖尿病酮症酸中毒昏迷等	3	
		4.有无大小便失禁和外伤	1	
	诊治经过	1.是否到医院就诊过,做过哪些检查	1	
		2.治疗情况如何	1	
	一般情况	饮食、尿量及体重变化如何	1	
既往史		1.与该疾病有关的其他病史,既往有无类似发作,有无肝病、肾病、肺病、糖尿病、高血压、癫痫、精神病病史等	1	
		2.有无外伤史	1	
		3.有无药物过敏史	1	
个人史		生活状况及不良嗜好	1	
婚育史		家庭和睦情况	1	
家族史		有无家族遗传性疾病史	1	
问诊技巧		1.条理性强,能抓住重点	0.5	
		2.能够围绕病情询问	0.5	
职业素养		1.与患者沟通时态度和蔼,语言文明,通俗易懂	0.5	
		2.在规定时间内完成操作,表现出良好的职业素质	0.5	
合计			25	

二、体格检查

针对患者目前病情,应做哪些必要的体格检查(表1-2)?

表1-2 体格检查评分(口述)

询问内容	考官提供信息	分值	扣分
一、一般项目(5分)			
1.血压、脉搏、呼吸	测不出	1	
2.神志	无意识	1	

续表 1-2

询问内容	考官提供信息	分值	扣分
3. 皮肤黏膜颜色	苍白、口唇发绀	1	
4. 神经系统检查	无反应	1	
5. 合理补充项	无	1	
二、重点查体(10分)			
1. 心音	听不到	1	
2. 双肺呼吸音	听不到	1	
3. 颈动脉搏动	触不到	1	
4. 双侧瞳孔	散大固定、无对光反射	1	
5. 心脏检查(心界、心率、心律、心音、杂音、心包摩擦音等,需描述具体项目至少6项)	无心音	5	
6. 四级肌力、肌张力	无	1	
合计		15	

三、病例讨论

1. 为保持淹溺患者呼吸道通畅,应立即采取哪些措施?
2. 气管插管的途径有哪两种?气管插管的深度是多少?
3. 心肺复苏时常用的药物及给药途径有哪些?

四、病例分析

1. 为保持淹溺患者呼吸道通畅,应立即为淹溺者清除口鼻中的污泥、杂草,有义齿者取下义齿,以防坠入气道。将舌头拉出,牙关紧闭者应设法撬开,松解领口和紧裹的内衣。采用膝顶法或肩顶法,也可用抱腹法做倒水处理。

2. 气管插管的途径　分为经口气管插管和经鼻气管插管。气管插管的深度如下。①经口气管插管:导管尖端至门齿的距离,通常成人为(22±2)cm。②经鼻气管插管:导管尖端至鼻尖的距离,通常成人为(27±2)cm。

3. 常用的药物　①血管活性药,常用肾上腺素、血管升压素和阿托品;②抗心律失常剂,如胺碘酮、利多卡因和硫酸镁;③碳酸氢钠。给药途径:①外周静脉途径;②骨髓腔途径;③气管导管途径;④中心静脉途径。

4. 病例分析　你认为患者需要完善的检查、初步诊断、存在的健康问题及目前的处理、药物诊疗原则有哪些(表1-3)?

表1-3 病例分析评分

询问内容	考官提供信息	分值	扣分
一、需要完善的检查(包括需要转诊上级医院的必要检查,6分)			
1. 血常规	暂未查	1	
2. 生化指标	暂未查	0.5	
3. 尿常规、大便常规	暂未查	0.5	
4. 血气分析	暂未查	0.5	
5. 心电图	直线	1	
6. 颅脑、胸部CT	暂未查	0.5	
7. 心脏彩超	暂未查	0.5	
8. 肺功能检查	暂未查	0.5	
9. 血及痰培养	暂未查	1	
二、初步诊断、存在的健康问题(11分)			
1. 初步诊断	(1)呼吸、心搏骤停	2	
	(2)溺水	1	
2. 存在的健康问题	(1)高血压?	2	
	(2)糖尿病?	2	
	(3)冠心病?	1	
	(4)脑梗死?	1	
	(5)手术外伤史?	1	
	(6)药物过敏史?	1	
三、目前的处理及药物治疗原则(8分)			
1. 急诊及院内治疗	(1)开通气道	1	
	(2)气管插管	1	
	(3)呼吸机辅助呼吸	1	
	(4)电除颤、复律、起搏治疗	1	
2. 药物治疗	(1)升压药物	1	
	(2)抗心律失常药物	0.5	
	(3)维持水电平衡	0.5	
	(4)维持酸碱平衡	0.5	
	(5)正性肌力药	0.5	
	(6)血管活性药	1	
合计		25	

第二章

急性冠脉综合征

第一节　急性冠脉综合征的基本知识

急性冠脉综合征(acute coronary syndrome, ACS)是由于冠状动脉粥样斑块表面出现破溃,血小板黏附并聚积在破溃斑块表面,与纤维蛋白原相互结合产生纤维蛋白,进而激活了凝血系统。根据冠状动脉血栓堵塞程度的不同,临床表现为 ST 段抬高心肌梗死(ST segment elevation myocardial infarction, STEMI)和非 ST 段抬高 ACS(non-ST segment elevation-ACS, NSTE-ACS),后者是包括不稳定型心绞痛(unstable angina, UA)和非 ST 段抬高心肌梗死(non-ST elevation myocardial infarction, NSTEMI)的临床综合征。在大多数成人中,ACS 是心脏猝死的最主要原因。

【临床表现】

1. 症状　ACS 患者主要表现为胸痛或胸部不适,其特点包括:胸痛表现为憋闷、压迫感、紧缩感和针刺样感等;疼痛变化可逐渐加重,有间歇却不能完全缓解;疼痛可向肩背、左上肢或下颌等部位放射;疼痛可反复发作,并较前发作频繁,与原有的缓解方式不同,或持续不缓解。患者描述胸痛部位时,要注意其身体语言,如握拳或手掌按在胸部,大多与心肌缺血有关;同时应注意伴随症状,如呼吸困难、出冷汗、恶心、呕吐、头晕目眩和焦虑等;但也须注意不典型胸痛或只表现为胸闷、呼吸困难及眩晕的高危患者,如老年糖尿病患者。

2. 体征　注意神志变化,皮肤灌注状况,动脉血压变化;检查肺部湿啰音及出现部位(Killip 分级评估),颈静脉是否怒张,心率和节律的改变;如闻及第三心音(S_3)、第四心音(S_4),心音减弱,收缩期杂音等常提示有心肌收缩力改变。

【实验室及辅助检查】

1. 心电图(ECG)　一直用作心肌缺血损伤及心律失常的重要辅助诊断工具,也是决定溶栓、经皮冠脉介入术(PCI)或药物干预治疗的一项重要标准。心电图表现 ST 段抬高为 STEMI,而 ST 段下降的大多数患者最终诊断为 NSTE-ACS。注意有 ST 段抬高的患者中,82%～94% 为 STEMI,但也存在无心肌缺血的情况,如左心室肥大、心包炎或早期复极。

(1)急性心肌梗死的 ECG 演变:最早变化为 R 波和 T 波振幅增加,所谓超急期 ECG

表现为 T 波高尖,之后 ST 段迅速抬高至最大限度,多数患者在最初 12 h 内 ST 段逐渐恢复。R 波降低和异常 Q 波在 STEMI 最初 2 h 内可见,通常 9 h(4~14 h)内完成演变。ST 段抬高导联常出现 T 波倒置,下壁 STEMI 的 ECG 演变比前壁 STEMI 更快,梗死后持续数周或数月仍有 ST 段抬高表明可能有室壁瘤形成,STEMI 急性期再度出现 ST 段抬高表明可能发生梗死扩展。

(2)相关冠状动脉致梗死部位的 ECG 特征:见表 2-1。

表2-1 相关冠状动脉致梗死部位的 ECG 特征

梗死部位	相关冠状动脉	相应导联
前壁	左冠状动脉前降支	$V_1 \sim V_4$
前间隔	左冠状动脉前降支	V_1、V_2
前壁+侧壁	左冠状动脉前降支近端	$V_1 \sim V_6$、Ⅰ、aVL
下壁	右冠状动脉 左冠状动脉回旋支	Ⅱ、Ⅲ、aVF
下壁+右室	右冠状动脉近端	Ⅱ、Ⅲ、aVF、V_1、V_2、$V_{3R} \sim V_{4R}$
下后壁	右冠状动脉 左冠状动脉回旋支	Ⅲ、Ⅲ、aVF、V_1、V_2、$V_7 \sim V_9$
后壁	右冠状动脉 左冠状动脉回旋支	V_1、V_2、$V_7 \sim V_9$
侧壁	左冠状动脉前降支	V_5、V_6、Ⅰ、aVL
前侧壁	左冠状动脉前降支 左冠状动脉回旋支	$V_3 \sim V_6$、Ⅰ、aVL
下侧壁	左冠状动脉前降支 左冠状动脉回旋支	Ⅱ、Ⅲ、aVF Ⅰ、aVL、V_5、V_6
后侧壁	左冠状动脉前降支 左冠状动脉回旋支	V_1、V_2、$V_7 \sim V_9$ V_5、Ⅰ、aVL

(3)ST 段压低:ST 段代表心脏复极过程,ST 段压低提示心内膜下有损伤电流,心内膜下 ST 向量指向心室腔远离对应心外膜表面的导联,产生对应性 ST 段压低。在 NSTE-ACS 和 STEMI 对应导联会出现 ST 段压低。心肌无缺血出现的 ST 段压低包括通气过度、左心室肥厚、洋地黄影响和高钾血症。

(4)T 波倒置:T 波倒置可能发生在心肌缺血所致心肌复极延迟。不稳定型心绞痛患者心前区导联($V_1 \sim V_4$)T 波深倒置是一个重要的亚群,表示冠状动脉前降支高度狭窄,被称为左前降支 T 波综合征。而成功的冠状动脉再灌注会使 T 波恢复正常,并可提高左心室功能。T 波倒置也可由 NSTE-ACS 引起或出现在 STEMI 演变期后。非缺血性心脏病,如脑血管意外,ECG 也可表现为 T 波倒置。

2.心肌损伤标志物

(1)磷酸肌酸同工酶(CK-MB):CK-MB 升高提示有心肌坏死,对 AMI 诊断灵敏性可达98%,如 CK-MB 较正常升高 2 倍可证实心肌发生坏死。CK-MB 一般在症状出现后 6 h 开始升高,18～24 h 达峰值,所以对指导非典型 ECG 变化心肌梗死的早期再通治疗有其局限性。

(2)心肌肌钙蛋白:肌钙蛋白 T(cTnT)和肌钙蛋白 I(cTnI)比 CK-MB 具有更高的特异性和敏感性,特别在心肌损害后 2～4 h 即在外周血中升高,并可维持较高水平 2～3 周(表2-2)。cTnT 或 cTnI 升高提示心肌损伤坏死,并提供危险分层信息,对 ACS 患者预后判断有指导意义。

表2-2 心肌损伤标志物变化的特点

心肌标志物	开始升高时间	达峰值时间	持续时间
CK-MB	6 h	18～24 h	3～4 d
cTnT	2～4 h	10～24 h	10～21 d
cTnI	2～4 h	10～24 h	7～14 d

3.超声心动图 急诊超声心动图检测可发现心肌缺血时节段性运动减弱,甚至消失;可观察到受损心肌的收缩功能减退,左室射血分数下降,心肌受损亦可导致心室舒张功能障碍。超声心动图对主动脉夹层、肺栓塞、肥厚型心肌病及心包积液等有重要的鉴别诊断价值。

【诊断】

STEMI 的 WHO 诊断标准:①胸痛持续>20 min,处理后不缓解;②ECG 特征性演变;③心肌标志物升高。而 NSTE-ACS 表现为 ST 段特征性变化不明显,心肌标志物检测意义更大;UA 心肌标志物不升高或轻微升高,这两种属于 ACS 中严重程度不同的临床类型。临床指标也可评估冠状动脉病变的可能性和由不稳定型心绞痛恶化为严重心脏事件的危险性,见表2-3、表2-4。

表2-3 心电图及缺血性胸痛患者危险程度的可能性

高危组(>1)	中危组(=1)	低危组(<1)
有心肌梗死病史;致命性心律失常、昏厥,已诊断为冠心病	青年人心绞痛	可疑心绞痛
确定为冠心病	老年人可能心绞痛	1 个危险因素、无糖尿病

续表 2-3

高危组（>1）	中危组（=1）	低危组（<1）
伴有症状的 ST 改变	可能有心绞痛	T 波倒置<1 mm
前壁导联 T 波明显改变	糖尿病和另外 3 个危险因素 ST 段压低≤1 mm，R 波直立 导联 T 波倒置≥1 mm	正常心电图

表 2-4   ACS 早期危险分层

项目	高风险（至少具备下列一条）	中度风险（无高风险特征，具备下列任一条）	低风险（无高、中度风险特征但具备下列任一条）
病史	48 h 内缺血症状恶化	既往心肌梗死，脑血管疾病冠状动脉旁路移植术或使用 ASA	
疼痛特点	长时间（>20 min）静息时疼痛	长时间（>20 min）静息时疼痛但目前缓解，有高度或中度患冠心病可能；静息时疼痛（<20 min）或休息含服硝酸甘油后缓解	过去 2 周内新发 ACS Ⅱ 或Ⅳ级心绞痛但无长时间（>20min）静息时疼痛，有中度或高度患冠心病可能
临床表现	缺血引起肺水肿，新出现二尖瓣关闭不全或原杂音加重，新出现啰音或原啰音加重，低血压心动过速，年龄>75 岁		
心电图	静息时胸痛伴一过性 ST 段改变（>0.05 mV），aVR 导联 ST 段抬高>0.1 mV，新出现束支传导阻滞或持续心动过速	T 波倒置>0.2 mV，病理性 Q 波	胸痛时心电图正常或无变化
心肌损伤标志物	明显增高（cTnT>0.1 μg/L）	轻度增高（cTnT<0.1 μg/L）	正常

【急诊处理】

1. 院前或转运中处理   为预防 ACS 患者发生猝死，院前急救应注重"生存链"的概念，包括早期识别求救、早期 CPR、早期除颤和早期高级心血管生命支持（ACLS），为后期院内综合治疗奠定基础。院前急救人员须给怀疑患 STEMI 的患者嚼服 150～300 mg 阿司匹林，常规做 12 导联 ECG 检查和判断，转运 ACS 患者途中，ECG 检查可以发现并监测患者病情变化。

2. 早期一般治疗 对 ACS 胸痛患者,立即进行心电、血压、呼吸、氧饱和度(SpO₂)监测,建立静脉通路,吸入氧浓度 4 L/min,使 SpO₂>93% 。时刻做好电除颤和 CPR 的准备。来诊后应快速明确诊断,及早行再灌注治疗和必需的辅助治疗。

(1)镇痛剂:静脉注射吗啡 2~4 mg,如效果不佳,可以重复使用。

(2)硝酸甘油:应控制滴速在 10~20 μg/min,监测血流动力学,注意观察临床反应,每 5~10 min 增加 5~10 μg,治疗终点是临床症状得到控制,血压正常者平均动脉压下降 10%,高血压者平均动脉压下降 30% 。收缩压<90 mmHg 时,应减慢滴速或暂停使用。

(3)β 受体阻滞剂及抗心律失常药物:根据患者实际情况给予。

(4)抗凝治疗:使用依诺肝素 1 mg/kg,皮下注射 2 次/d,或普通肝素使部分活化凝血酶时间(APTT)维持在 50~70 s。

3. 确定再灌注治疗 应快速评估所有 STEMI 患者是否可行再灌注治疗,并对有适应证的患者立即实施再灌注治疗。

(1)溶栓治疗条件:①就诊时间<3 h,不能行介入治疗;②无法提供介入治疗;③血管条件受限,无法行 PCI;④已耽搁介入治疗时机,如转院延迟,就诊至行球囊扩张时间>90 min 等。

(2)介入治疗条件:①可提供专业 PCI 导管室,并有手术能力;②就诊至行球囊扩张时间<90 min;③STEMI 患者并发心源性休克,Killip 分级 ≥ Ⅲ级;④有溶栓禁忌证(出血危险性增加和颅内出血);⑤就诊延迟(症状发作>3 h)。

(3)溶栓适应证:①无溶栓禁忌证;②胸痛症状出现后 12 h 内,至少 2 个胸导联或 2 个肢体导联的 ST 段抬高超出 0.1 mV,或有新发左束支传导阻滞或可疑左束支传导阻滞;③12 导联 ECG 证明为后壁心肌梗死;④症状出现后 12~24 h 内仍有持续缺血症状,并有相应导联 ST 段抬高。STEMI 症状消失>24 h 不行溶栓。

(4)溶栓禁忌证:①溶栓前明确 3 个月内有颅内出血史;②严重头面部创伤;③未控制高血压或脑卒中;④活动性出血或有出血因素(包括月经)。对有颅内出血危险(>4%)的 STEMI 患者应当选择 PCI 治疗。

4. 再灌注治疗

(1)溶栓治疗:目标要求急诊到开始溶栓时间<30 min,可选择不同种类溶栓剂。

常用方法:重组组织纤溶酶原激活剂(rt-PA),50~100 mg,30 min 内静脉滴注;链激酶 150 万~200 万 IU,30 min 内静脉滴注;尿激酶 150 万~200 万 IU,30 min 内静脉滴注。溶栓后应用普通肝素 800~1000 IU/h,使 APTT 延长 1.5~2.0 倍。

再灌注间接评价:疼痛明显减轻;ST 段 90 min 回落>50% 。

(2)介入治疗:目标应为急诊至行球囊扩张时间<90 min。介入治疗时间的选择依据胸痛持续时间而定:①胸痛<1 h,行直接 PCI;②胸痛>1 h,而<3 h,先行溶栓治疗;③胸痛>3 h,可行直接 PCI。

(3)外科手术:急诊冠状动脉旁路移植术。

5. 急性冠脉综合征救治流程　见图 2-1。

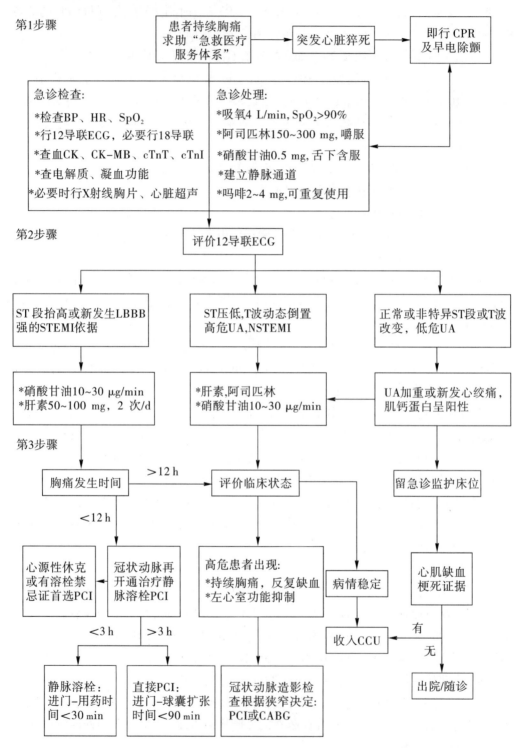

第1步骤

患者持续胸痛求助"急救医疗服务体系" → 突发心脏猝死 → 即行 CPR 及早电除颤

急诊检查:
*检查BP、HR、SpO₂
*行12导联ECG，必要行18导联
*查血CK、CK-MB、cTnT、cTnI
*查电解质、凝血功能
*必要时行X射线胸片、心脏超声

急诊处理:
*吸氧4 L/min, SpO₂>90%
*阿司匹林150~300 mg, 嚼服
*硝酸甘油0.5 mg, 舌下含服
*建立静脉通道
*吗啡2~4 mg, 可重复使用

第2步骤

评价12导联ECG

ST段抬高或新发生LBBB强的STEMI依据

ST压低, T波动态倒置高危UA, NSTEMI

正常或非特异ST段或T波改变, 低危UA

*硝酸甘油10~30 μg/min
*肝素50~100 mg, 2 次/d

*肝素, 阿司匹林
*硝酸甘油10~30 μg/min

UA加重或新发心绞痛, 肌钙蛋白呈阳性

第3步骤

胸痛发生时间 →>12 h → 评价临床状态

留急诊监护床位

<12 h

心源性休克或有溶栓禁忌证首选PCI

冠状动脉再开通治疗静脉溶栓PCI

高危患者出现:
*持续胸痛, 反复缺血
*左心室功能抑制

病情稳定

心肌缺血梗死证据

<3 h　>3 h

静脉溶栓:
进门-用药时间<30 min

直接PCI:
进门-球囊扩张时间<90 min

冠状动脉造影检查根据狭窄决定:
PCI或CABG

收入CCU ← 有

无

出院/随诊

图2-1　急性冠脉综合征救治流程

第二节　急性冠脉综合征的接诊路径

【案例】

(一)病史资料

1. **现病史**　患者,男性,55 岁,因"胸骨后压榨性痛,伴恶心、呕吐 2 h"就诊。患者于 2 h 前搬重物时突然感到胸骨后压榨样疼痛,疼痛呈持续性,伴有濒死感,患者休息和含服硝酸甘油后胸痛均不能缓解,伴全身大汗、恶心,呕吐过 2 次,为胃内容物,为进一步诊治,来本院急诊。患者本次发病以来,大小便正常,无晕厥、黑矇,无呼吸困难,无咯血。

2. **既往史**　患者既往体健,否认高血压和心绞痛及高脂血症病史,无药物过敏史,吸烟 20 余年,每天 1 包。否认糖尿病病史。

3. **体格检查**　T 36.8 ℃,P 100 次/min,R 20 次/min,BP 100/60 mmHg,神志清楚,急性痛苦病容,平卧位,呼吸平稳,全身皮肤黏膜无黄染、发绀,浅表淋巴结未触及,颈软,颈静脉无怒张,心界不大,HR 100 次/min,有期前收缩 5~6 次/min,心尖部可闻及 S_4,双肺呼吸音清,未闻及啰音,腹平软,无压痛和反跳痛,肝脾肋下未触及,双下肢无水肿。

4. **实验室检查**

(1)血常规检查:白细胞计数(WBC) 9.4×10^9/L,中性粒细胞百分比(N%) 77.6%,血红蛋白(Hb) 11.4 g/L,血小板计数(PLT) 180×10^9/L。

(2)血糖:7.2 mmol/L。

(3)肾功能检查:血尿素氮(BUN) 5 μmol/L,肌酐(Cr) 79 μmol/L。

(4)电解质和凝血功能均正常。

(5)心肌酶谱:血肌钙蛋白 10.126 μg/L,CK-MB 12.5 μg/L,肌红蛋白(Mb) 152 μg/L。

(6)胸部 CT 扫描:心肺未见明显异常。

(7)心电图检查:V_1~V_5 ST 段升高,V_1~V_5 QRS 波群呈 Qr 型,T 波倒置(图 2-2)。

(二)诊治经过

患者入院后予吸氧、心电、血压、指脉氧监测,诊断明确后予以吗啡缓解疼痛,立即口服阿司匹林 300 mg 和氯吡格雷 600 mg,紧急进行急症 PCI 手术,术后入冠心病监护病房(CCU)吸氧,进行心电图、血压和呼吸的监测,监测心肌酶的动态变化。术后绝对卧床休息,低脂半流食,保持大便通畅;双联抗血小板治疗(氯吡格雷,阿司匹林),抗凝治疗(低分子肝素),β 受体阻滞剂美托洛尔抗心肌缺血,培哚普利改善心肌重构,同时口服他汀类药物阿托伐他汀钙。

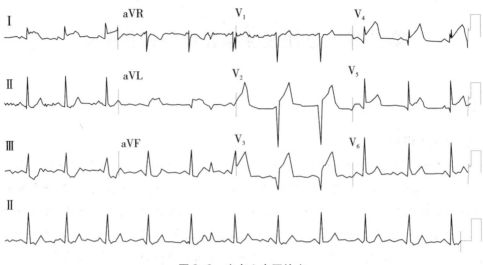

图 2-2　患者心电图检查

一、病史采集

作为急诊科医生,接诊该患者时,应了解哪些病史信息(表 2-5)?

表 2-5　病史采集评分

询问内容		考官提供信息	分值	扣分
一、主要症状描述、病情演变(15 分)				
1.现病史	诱因	搬重物	1	
	主要症状	胸痛(胸骨后压榨性痛)	2	
	持续时间	呈持续性	1	
	其他伴随症状	大汗、恶心、呕吐	2	
	有鉴别意义的症状	无发热,无咳嗽、咳痰,无晕厥、黑矇,无呼吸困难,无咯血	4	
	诊疗经过	无	2	
	目前一般情况	饮食、睡眠、大小便可	2	
2.其他伴随症状		其他合理的伴随症状即可	1	
二、有无相关病史(3 分)				
1.有无高血压病史		无	1	
2.有无糖尿病病史		无	1	
3.有无脑血管病病史		无	0.5	
4.合理补充项		吸烟史	0.5	

续表2-5

询问内容	考官提供信息	分值	扣分
三、家族史(2分)	有无相关疾病史	2	
四、生活方式、心理及社会因素(5分)			
1. 是否吸烟	吸烟20年	1	
2. 饮酒情况	不嗜酒	1	
3. 体重情况	体重无明显变化	1	
4. 睡眠情况	夜间睡眠可	0.5	
5. 二便	正常	0.5	
6. 是否有影响疾病的心理、社会因素	家庭和睦,社会关系好	1	
	合计	25	

二、体格检查

1. 针对患者目前病情,应做哪些必要的体格检查(表2-6)?

表2-6 体格检查评分(口述)

询问内容	考官提供信息	分值	扣分
一、一般项目(2分)			
1. 体温、脉搏、呼吸	T 36.8 ℃,P 100 次/min,R 20 次/min	0.5	
2. 神志	清楚	0.5	
3. 皮肤黏膜颜色	皮肤温度正常,无苍白、发绀	0.25	
4. 神经系统检查	四肢肌力、肌张力正常	0.25	
5. 有无眼睑水肿	无	0.5	
二、重点查体(13分)			
1. 身高、体重	暂未测	1	
2. 血压	100/60 mmHg(应两侧对比,可口述,未强调双侧扣1分)	2	
3. 颈部血管检查	颈静脉无怒张,颈动脉未闻及明显血管杂音	1	
4. 双肺呼吸音	肺呼吸音清,无啰音	1	
5. 心脏检查(心界、心率、心律、心音、杂音、心包摩擦音等,需描述具体项目至少6项)	心界不大,HR 100 次/min,有期前收缩5~6次/min,心尖部可闻及 S_4	6	

续表 2-6

询问内容	考官提供信息	分值	扣分
6.腹部查体	腹平软,肝脾肋下未触及	1	
7.有无双下肢水肿	无	1	
合计		15	

2.请根据患者情况,给患者进行心电图检查。

心电图操作评分标准(5分)如下。

(1)操作前准备(1分)

1)环境准备:确保心电图室环境安静、整洁,设备摆放有序,符合心电图检查要求。

2)患者准备:向患者解释心电图检查的目的、过程和注意事项,取得患者的配合。

3)用物准备:心电图机、心电图纸、电极片、导电膏、75%乙醇、棉签、笔、表等物品准备齐全。

(2)操作步骤(2分)

1)连接心电图机:正确连接心电图机电源,开启心电图机,检查心电图机性能是否良好。

2)准备心电图纸:根据需要选择合适的心电图纸,安装好心电图纸,调整走纸速度、增益等参数。

3)安放电极片:按照标准心电图电极安放位置,清洁皮肤并涂抹导电膏,正确安放电极片。

4)开始记录:调整心电图机至记录状态,开始记录心电图波形。

5)观察记录:观察心电图波形是否清晰、稳定,如有异常及时调整参数或重新安放电极片。

6)结束记录:在记录结束前,告知患者不要移动或深呼吸,以免干扰心电图波形。

7)打印心电图:将记录好的心电图打印出来,并标明患者信息、检查日期等相关信息。

8)整理用物:整理好心电图机、心电图纸、电极片等物品,保持心电图室整洁。

(3)操作后处理(1分)

1)分析心电图:根据心电图波形,结合患者病史、症状等信息,对心电图进行分析和判断。

2)书写报告:将心电图分析结果书写成报告,包括心电图诊断、建议等相关内容。

3)随访观察:根据心电图结果,对患者进行随访观察,及时了解病情变化,为后续治疗提供参考。

(4)效果评价(1分)

1)操作熟练:操作过程流畅,动作迅速准确,符合心电图检查要求。

2)结果准确:心电图波形清晰、稳定,分析结果准确可靠,符合心电图诊断标准。

3）服务态度：服务态度良好，与患者沟通顺畅，能够耐心解答患者疑问。

注：评分标准根据心电图操作的实际情况进行调整和补充，具体分值可根据实际情况进行适当调整。

三、病例分析

你认为患者需要完善的检查、初步诊断、诊断依据及处理方案、思考题有哪些（表2-7）？

表2-7　病例分析评分

询问内容		考官提供信息	分值	扣分
一、需要完善的检查（6分）				
1.血常规		WBC $9.4×10^9$/L，N% 77.6%，Hb 11.4 g/L，PLT $180×10^9$/L	1	
2.血糖		7.2 mmol/L	1	
3.肝肾功能、电解质		肾功能检查：BUN 5 μmol/L，Cr 79 μmol/L。电解质和凝血功能均正常	1	
4.心肌酶、BNP		血肌钙蛋白 10.126 μg/L，CK-MB 12.5 μg/L，肌红蛋白 152 μg/L	1	
5.胸部 CT		心肺未见明显异常	1	
6.心电图		$V_1 \sim V_5$ ST 段升高，$V_1 \sim V_5$ QRS 波群呈 Qr 型，T 波倒置	1	
二、初步诊断及诊断依据（11分）				
1.初步诊断		（1）急性前壁心肌梗死	5	
		（2）冠心病	2	
2.诊断依据		（1）患者为中年男性，有长期吸烟史	1	
		（2）本次因胸痛就诊，胸痛呈典型心绞痛表现，但持续时间长，休息与口含硝酸甘油均无效	1	
		（3）心电图检查示急性前壁心肌梗死	1	
		（4）心肌酶谱示肌钙蛋白、肌红蛋白、CK-MB 均升高	1	
三、处理方案、思考题（8分）				
1.处理方案		（1）绝对卧床休息，吸氧，心电、血压监护，镇痛，保持大便通畅等	1	
		（2）抗血栓治疗	1	
		（3）抗心肌缺血治疗	1	
		（4）血运重建治疗，行急症 PCI	1	

续表 2-7

询问内容	考官提供信息	分值	扣分
2. 思考题	(1)急性心肌梗死的临床表现有哪些？	1	
	(2)急性心肌梗死的诊疗规范有哪些？	1	
	(3)急诊 PCI 的治疗指征有哪些？	2	
合计		25	

第三章

严重心律失常

第一节　严重心律失常的基本知识

　　心律失常发作可导致心排血量骤减甚至出现循环中断，相继发生重要器官缺血缺氧，临床表现为心源性休克、心绞痛、晕厥，甚至心脏猝死，称之为严重心律失常或恶性心律失常。85%～90%的严重心律失常见于器质性心脏病，10%～15%见于原发性心电异常，如先天性长QT间期综合征、布鲁加达（Brugada）综合征等。此类心律失常危及生命，需及时判断及处理，临床判断常将其分为快速型心律失常及缓慢型心律失常。

一、快速型心律失常

（一）室性心动过速

　　室性心动过速（ventricular tachycardia，VT），简称室速，是起源于希氏束分叉以下束支、浦肯野纤维、心室肌，连续3个或3个以上宽大畸形QRS波组成的快速型心律失常。

　　1. 临床表现　轻者仅有心悸，重者出现发绀、气促、晕厥、低血压、休克、急性心力衰竭、心绞痛，甚至演变为心室颤动。

　　2. 心电图特点及诊断　VT心电图表现为3个及3个以上室性期前收缩连续出现，QRS波群时限超过0.12 s、T波方向与QRS波群主波方向相反，频率常在100～250次/min，很少超过300次/min。心律规则，亦可不规则，常呈现房室分离。通常突然发作。VT的诊断与鉴别诊断可按Vereckei新四步法进行（图3-1）。

　　3. 急诊处理

　　（1）血流动力学不稳定：若宽QRS波群心动过速伴有明显的血流动力学障碍，则不应耗时去进行鉴别诊断，若能排除洋地黄中毒，应立即直流电同步电复律。首次点击能量不超过200 J，必要时重复。对于血流动力学尚稳定但持续时间超过24 h或药物治疗无效的VT也可选择电复律。

　　（2）血流动力学稳定：对难以鉴别且血流动力学稳定的宽QRS波群心动过速者，可首先按VT处理。

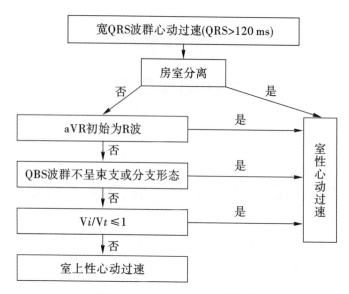

图 3-1　Vereckei 四步诊断流程

1)药物治疗

A. 胺碘酮:伴有心功能不全的室性心动过速患者首选使用。用法:参见室上性心动过速。注意:推注过快容易导致低血压,忌用于严重心动过缓、高度房室传导阻滞等患者。

B. 普鲁卡因胺:为Ⅰ类抗心律失常药,具有抑制室性心律失常、改善电治疗的效果。最适用于急性心肌梗死患者。用法:20 mg/min 静脉滴注至心律失常消失,总量达17 mg/kg。注意:容易造成中毒、低血压,禁用于 QT 间期延长及尖端扭转型室性心动过速、心功能不全患者。

C. 利多卡因:最佳适应证同普鲁卡因胺。用法:50 ~ 100 mg 静脉注射(1 ~ 2 min),必要时每隔 5 ~ 10 min 重复 50 mg,直至心律转复或总量达 300 mg 为止。注意:高度房室传导阻滞、严重心力衰竭、休克、肝功能严重受损、利多卡因过敏等禁用。

D. β 受体阻滞剂:主要用于急性冠脉综合征、甲状腺功能亢进、梗阻性心肌病等,可减少急性冠脉综合征远期并发症,包括猝死。禁忌证包括缓慢型心律失常、传导阻滞、低血压、严重充血性心力衰竭、伴有支气管痉挛的肺疾病等。

E. 钙通道阻滞剂:维拉帕米可用于特殊类型的室性心动过速,但不能用于心功能受损患者。用法:2.5 ~ 5.0 mg,静脉注射。15 ~ 30 min 后可重复 5 ~ 10 mg,最大剂量为20 mg。

F. 镁剂:曾用于恶性心律失常的辅助治疗,但已不推荐急性心肌梗死后常规预防性应用,适用于低血镁和扭转型室性心动过速。用法:1 ~ 2 g 硫酸镁用 50 ~ 100 mL 液体稀释后,5 ~ 60 min 内静脉滴注,维持量 0.5 ~ 1.0 g/h。

2)射频消融术:采用射频消融已使 VT 的治愈率大为提高。

3)埋藏式心脏复律除颤起搏器(implantable cardioverter defibrillator,ICD):适用于猝死高危患者及药物治疗无效有严重症状的 VT 患者,可显著降低猝死率,疗效优于抗心律失常药物。

(二)心室扑动与心室颤动

心室扑动(ventricular flutter)与心室颤动(ventricular fibrillation)发作时心室肌呈快而微弱地无效收缩或不规则颤动,其结果等于心室停搏。

1.临床表现 典型表现为阿-斯综合征,突发意识丧失,抽搐,随后呼吸逐渐停止。心音和脉搏消失,血压测不到,瞳孔散大,发生猝死。

2.心电图特点 心室扑动心电图表现为连续而规则宽大畸形的 QRS 波群,频率在150~250 次/min,QRS 波群的时限长在 0.12 s 以上,QRS 波群呈向上向下的波幅似正弦样曲线,与 T 波无法分开,QRS 波间无等电线,P 波消失。心室颤动则表现为 P 波、QRS 波、T 波均消失,代以性状不同、大小各异、极不匀齐的波群,频率为 250~500 次/min。

(三)室上性心动过速

室上性心动过速(supraventricular tachycardia,SVT),简称室上速,是指发作和维持需要心房、房室结或二者共同参与的快速型心律失常,包括附加束参与的心动过速。主要包括房性心动过速、心房扑动、折返性室上性心动过速等。多数情况因心率过快,P 波无法辨认,故统称为室上性心动过速。

1.临床表现 特征性症状为突然发作,突然停止,发作时心率每分钟 160~250 次,持续数秒、数分钟或数小时、数日。发作时症状与心动过速所致血流动力学障碍程度密切相关,受患者年龄、有无心脏基础疾病及重要脏器基础血供等情况影响。频率>200 次/min,可导致血压下降、头晕、黑矇、心绞痛、心力衰竭等。

2.心电图特点及诊断 QRS 波群正常,心律规整,频率大多在 160~250 次/min,P′波形态异常,P′-R>0.12 s 者为房性;有逆行的 P′波或 P′-R<0.12 s 者为房室交界性。多数情况下 P′波与 T 波融合,无法辨认。ST 段压低和 T 波倒置常见。当伴有预激综合征、室内差异性传导或束支传导阻滞时,则 QRS 波群呈宽大畸形。图 3-2 为窄 QRS 波群心电图的诊断流程。

3.急诊处理

(1)血流动力学不稳定:对伴有严重血流动力学障碍(低血压、肺水肿、脑灌注不足)的室上性心动过速,不要过分强调心律失常的诊断,须紧急行直流电同步电复律。首次电转复能量单相波通常为 50~100 J 已足够,如不成功,可逐渐增加能量。也可用胺碘酮150~300 mg 静脉注射。

(2)血流动力学稳定:对于血流动力学稳定的患者,可先完善辅助检查,评估病情,纠正重要诱发因素如低钾、缺氧、感染等,进一步明确诊断。可先用简单的迷走神经刺激法,对于无效或效果不良者可采用药物治疗。

(3)机械刺激迷走神经:通过做 Valsalva 动作(即深呼吸后屏气用力呼气)、刺激咽反射、颈动脉窦按摩、压迫眼球、冷水面部浸浴等方法兴奋迷走神经,约50%的患者可终止折返性室上性心动过速发作。

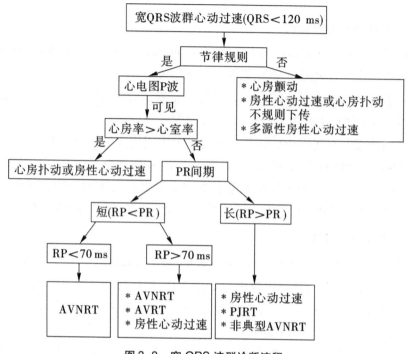

图3-2　窄 QRS 波群诊断流程

适合药物治疗的常可选用如下几种。

1)腺苷:作为一种迷走神经兴奋剂,其对窦房结、房室结具有明显的抑制作用,可消除折返环路终止室上速。该药起效快,平均复律时间30 s,半衰期10 s,转复成功率高达90%以上,是室上速的首选药物。用法:6~12 mg 直接快速(5~10 s)静脉注射,3~5 min后未复律者可加倍剂量重复1次。注意:对于合并心绞痛、支气管哮喘、室性心律失常、年龄>60 岁者等应该慎用或禁用。

2)普罗帕酮:具有抗心律失常谱广,疗效高,起效快(平均复律时间8 min),半衰期短等优点,曾是阵发性室上速的首选药物。用法:70 mg 稀释后静脉注射(5 min),10~20 min 后无效可重复1次。注意:对心功能不全患者禁用,对有器质性心脏病、低血压、休克、心动过缓者等慎用。

3)维拉帕米:为钙通道阻滞剂,对正常 QRS 波群的阵发性室上速疗效好。静脉注射后1~5 min 起效,持续15 min 以上。用法:5 mg 稀释后静脉注射(5 min),发作中止即停止注射,15 min 后未能转复者可重复1次。注意:心动过缓、低血压、心功能不全、房室传导阻滞、病态窦房结综合征(SSS)患者慎用或禁用。

4)胺碘酮:对各种快速型心律失常均有效。用法:150 mg 溶于20~40 mL 生理盐水缓慢静脉注射(>10 min),10~15 min 可重复,然后以1.0~1.5 mg/min 维持6 h,以后依病情减至 0.5 mg/min,24 h 一般不超过 1.2 g,最大可达 2.2 g。

5)β 受体阻滞剂:伴有高血压或心绞痛的室上速患者首选。用法:普萘洛尔 2~5 mg 静脉注射,必要时 20~30 min 后重复 1 次。也可用艾司洛尔、美托洛尔等静脉注射。注意:有 SSS、支气管哮喘病史者禁用。

(4)经食管心房调搏复律:适用于对药物无效或存在药物应用禁忌者(如孕妇等)。应用比心动过速频率快 20~30 次/min 的猝发刺激可有效终止室上速,有效率达 90%。

(5)导管射频消融术:此法是治疗室上速的有效手段,成功率达 95%。

(四)心房颤动

心房颤动(简称房颤)由于心脏结构重塑造成的肌束结构和电信号传导不匹配,引起不协调的心房乱颤,心室仅接受部分通过房室交界区下传的冲动,故心室率 120~180 次/min,节律不规则。绝大多数房颤见于器质性心脏病患者,其中以风湿性二尖瓣病变、冠心病和高血压心脏病最常见。

1.临床表现　临床症状轻重与疾病及心室率快慢有关。轻者仅有心悸、气促、胸闷等,重者可致急性肺水肿、心绞痛、休克甚至晕厥。部分患者可出现血栓栓塞症状。心律绝对不齐,心音强弱不等,脉搏短绌。

2.心电图特点　P 波消失,代之以形态、间距及振幅均绝对不规则的 f 波,频率 350~600 次/min。RR 间期绝对不规则,QRS 波群呈室上性,偶见呈室内差异性传导。

3.急诊处理　房颤患者治疗主要是心律失常的治疗及血栓的预防。急诊处理见图 3-3。

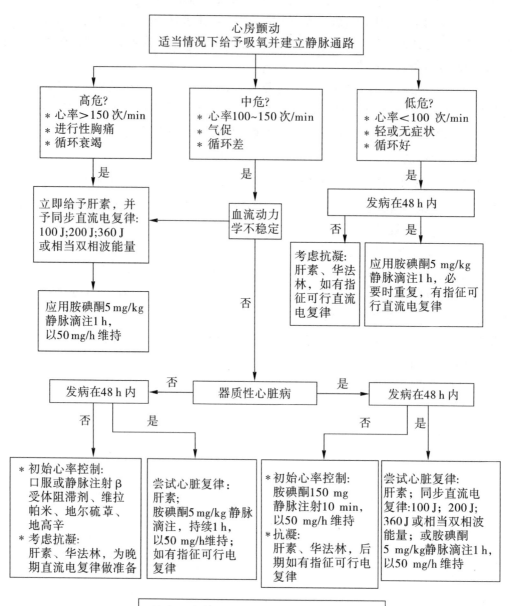

图 3-3　房颤急诊处理流程

（五）严重快速型心律失常

急诊处理流程如图 3-4 所示。

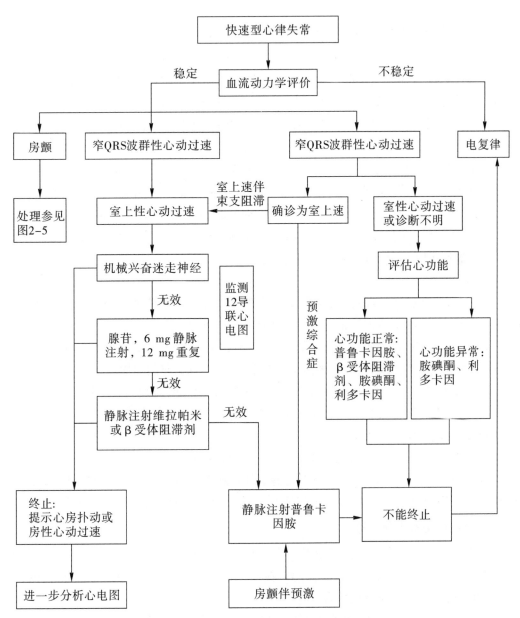

图 3-4　严重快速型心律失常的急诊处理流程

二、缓慢型心律失常

(一)窦性停搏及病态窦房结综合征(SSS)

严重窦性停搏及 SSS 是心源性晕厥的常见原因,属致命性心律失常。

1. 临床表现　临床症状取决于停搏或缓慢心搏造成的血流动力学障碍的程度。如出现 2 s 以上窦性停搏或窦性心律突然减慢<40 次/min,患者可出现黑矇;停搏持续 5 s 以上则可发生晕厥,如持续 10 s 以上则会出现阿-斯综合征。

2. 心电图特点　窦性停搏心电图显示规则的 PP 间期突然显著延长,多>2 s,且与正常 PP 间期之间无倍数关系。SSS 心电图可表现为多种形式:窦性心动过缓最常见,也可表现为频发的窦房传导阻滞,PP 长间歇是窦性周期的倍数;窦性停搏可以是 SSS 的一种表现形式;此外还包括心房颤动,心房扑动,心动过速-心动过缓综合征等。

3. 急诊处理　窦性停搏及 SSS 的治疗主要通过药物或起搏器治疗,以维持正常心率,改善血流动力学,并兼顾病因治疗。

(1)药物治疗

1)阿托品:为抗胆碱能药物,能消除迷走神经对窦房结的抑制,使心率增快,对窦房结本身无作用,因此该药物作用有限,长时间应用副作用大。

2)异丙肾上腺素:为非选择性 β 肾上腺素能受体激动剂,主要作用于心肌 β 细胞受体,使心率增加,对窦房结本身亦无作用。作用有限,不宜长时间应用。

3)沙丁胺醇:为 β 受体激动剂,能加快心率,缩短 RR 间期,改善头晕、黑矇的症状,临床观察表明沙丁胺醇对病态窦房结综合征患者电生理参数改变优于阿托品,作用时间长,无类似阿托品副作用。

4)氨茶碱:为腺苷受体拮抗剂,能增快心率,改善症状。

(2)起搏治疗:对于有临床症状(如黑矇、晕厥、呼吸困难等)以及无症状,但心率极慢、药物应用受限的 SSS 患者应给予安装起搏器,该方法是治疗 SSS 唯一长期有效的方法。

(二)高度房室传导阻滞

1. 临床表现　高度房室传导阻滞是指房室传导比例超过 2:1。高度及以上传导阻滞患者在休息时可无症状,或有心悸感。在体力活动时可有心悸、头晕、乏力、胸闷、气短,严重时可发生晕厥、阿-斯综合征等。

2. 心电图表现　心电图可见散在发生的连续 2 个或数个 P 波因阻滞未下传心室,>2:1 的房室传导比例。

3. 急诊处理　高度房室传导阻滞的处理同三度房室传导阻滞。对于从未发生阿-斯综合征者,可选用药物,促进传导。

（1）药物治疗

1）阿托品：0.3～0.6 mg 口服，也可皮下或肌内注射。对于 QRS 波群宽大畸形者慎用。

2）麻黄碱：对 α、β 受体均有作用，能加快心率。适用于二度或三度房室传导阻滞症状较轻的患者。可用麻黄碱片 25 mg，每 6～8 h 口服 1 次。

3）异丙肾上腺素：可用 10 mg 舌下含服，每 4～6 h 1 次。必要时可用 0.5～1.0 mg 稀释至 5% 葡萄糖注射液 500 mL 持续静脉滴注，维持心室率 60～70 次/min。过量可明显增快心房率而加重房室传导阻滞，而且还能导致严重室性异位心率。

（2）起搏器治疗：对高度及以上房室传导阻滞有晕厥及阿-斯综合征发作者应置入起搏器。若估计为暂时性严重房室传导阻滞应置入临时起搏器，积极治疗祛除原发病因。

（三）严重缓慢型心律失常

严重缓慢型心律失常急诊处理流程如图 3-5 所示。

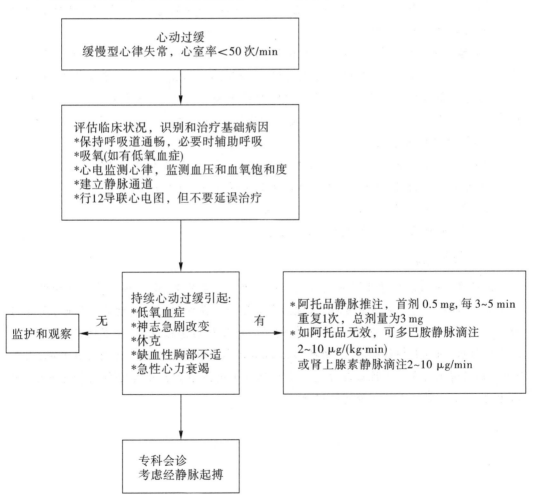

图 3-5　严重缓慢型心律失常急诊处理流程

第二节 严重心律失常的接诊路径

 【案例】

(一)病例资料

1. 现病史 患者,男性,57岁,因"持续性心悸0.5 h"来院就诊。患者心悸呈持续性,不伴有胸闷胸痛、呼吸困难,无发热,无冷汗,无意识障碍,无抽搐,无黑矇、晕厥。否认近期消瘦、失眠、焦虑等症状。

2. 既往史 近2年有类似心悸发作史2次,持续2 h可自行缓解,未就诊进一步检查。否认高血压、糖尿病、甲状腺功能亢进、贫血、心脏病等病史,否认长期大量吸烟饮酒史,否认家族遗传性疾病史。

3. 体格检查 T 37 ℃,P 180次/min,R 24次/min,BP 125/70 mmHg,SpO₂ 98%。神志清,呼吸平稳,口唇无发绀,颈静脉无怒张,甲状腺未触及肿大,双肺呼吸音粗,未闻及干、湿啰音。HR 180次/min,律齐,各瓣膜听诊区未闻及杂音,心界不大,腹部平软,肝脾肋下未触及,腹部无压痛,无反跳痛,移动性浊音(-),双下肢无水肿。

4. 实验室及影像学检查

(1)心肌酶谱:肌钙蛋白10.00 μg/L,CK-MB 0.7 μg/L,肌红蛋白13.5 μg/L。

(2)电解质分析:K⁺ 3.9 mmol/L,Na⁺ 144 mmol/L,Cl⁻ 106 mmol/L。

(3)胸部X射线检查:心肺未见明显异常。

(4)心电图检查:阵发性室上性心动过速。

(二)诊治经过

该患者心电图显示室上性心动过速。因患者不存在休克、剧烈胸痛等血流动力学不稳定因素,因此未给予同步电复律,入院后予心电血压监护,吸氧,制动后予催吐,患者仍为室上性心动过速,给予普罗帕酮(心律平)70 mg稀释后静脉注射,普罗帕酮140 mg加入生理盐水250 mL中静脉滴注,治疗约20 min后患者转窦性心律。停用普罗帕酮,观察0.5 h后患者未再发室上性心动过速。由于患者无电解质紊乱等其他情况和并发症,予以出院,嘱心内科门诊进一步就诊随访。

一、病史采集

作为急诊科医生,接诊该患者时,应了解哪些病史信息(表3-1)?

表3-1 病史采集评分

询问内容		考官提供信息	分值	扣分
一、主要症状描述、病情演变(15分)				
1.现病史	诱因	无	1	
	主要症状	心悸	2	
	持续时间	呈持续性	1	
	其他伴随症状	无	2	
	有鉴别意义的症状	无胸闷、胸痛、呼吸困难,无发热,无冷汗,无意识障碍,无抽搐,无黑矇、晕厥	4	
	诊疗经过	无	2	
	目前一般情况	饮食、睡眠、大小便可	2	
2.其他伴随症状		其他合理的伴随症状即可	1	
二、有无相关病史(3分)				
1.有无高血压病史		无	1	
2.有无糖尿病病史		无	1	
3.有无脑血管病病史		无	1	
三、家族史(2分)		无	2	
四、生活方式、心理及社会因素(5分)				
1.是否吸烟		无	1	
2.饮酒情况		无	1	
3.体重情况		体重无明显变化	1	
4.睡眠情况		夜间睡眠可	0.5	
5.二便情况		正常	0.5	
6.是否有影响疾病的心理、社会因素		家庭和睦,社会关系良好	1	
合计			25	

二、体格检查

1. 针对患者目前病情,应做哪些必要的体格检查(表3-2)?

表3-2　体格检查评分(口述)

询问内容	考官提供信息	分值	扣分
一、一般项目(2分)			
1. 体温、脉搏、呼吸	T 37 ℃,P 180 次/min,R 24 次/min	0.5	
2. 神志	清楚	0.5	
3. 皮肤黏膜颜色	皮肤温度正常,无苍白、发绀	0.5	
4. 神经系统检查	四肢肌力、肌张力正常	0.25	
5. 有无眼睑水肿	无	0.25	
二、重点查体(13分)			
1. 身高、体重	暂未测	1	
2. 血压	125/70 mmHg(应两侧对比,可口述,未强调双侧扣1分)	2	
3. 颈部血管检查	颈静脉无怒张,颈动脉未闻及明显血管杂音	1	
4. 双肺呼吸音	双肺呼吸音粗,未闻及干、湿啰音	1	
5. 心脏检查(心界、心率、心律、心音、杂音、心包摩擦音等,需描述具体项目至少6项)	HR 180 次/min,律齐,各瓣膜听诊区未闻及杂音,心界不大	6	
6. 腹部查体	无异常	1	
7. 有无双下肢水肿	双下肢无水肿	1	
合计		15	

2. 请根据患者情况,给患者测量血压(表3-3)。

表3-3　血压测量评分

评分要点		分值	扣分
测量前沟通与注意事项(1分)	1. 解释血压测量的目的	0.5	
	2. 注意事项,如排尿、休息至少5 min等	0.5	
体位与血压计同一水平(1分)	1. 坐位或仰卧位,暴露恰当,肘部、血压计"0"点与心脏在同一水平	0.5	
	2. 检查血压计水银柱是否在"0"点、有无气泡	0.5	

续表 3-3

评分要点		分值	扣分
气袖位置(1.5 分)	1. 触诊确定肱动脉位置,气袖中央在肱动脉表面,松紧合适	1	
	2. 气下缘在肘窝上 2~3 cm,听诊器体件置于肱动脉搏动处(不能塞于气袖下)	0.5	
测量方法(1.5 分)	1. 边充气边听诊至肱动脉搏动消失,水银柱再升高 30 mmHg,缓慢放气(2~3 mmHg/s)	1	
	2. 双眼平视观察水银柱读数尾数应为 0、2、4、6、8	0.5	
合计		5	

三、病例分析

你认为患者需要完善的检查、初步诊断及依据、处理方案、思考题有哪些(表 3-4)?

表 3-4 病例分析评分

询问内容	考官提供信息	分值	扣分
一、需要完善的检查(6 分)			
1. 血常规	未见异常	1	
2. 心肌酶、BNP	肌钙蛋白 10.00 μg/L,CK-MB 0.7 μg/L,肌红蛋白 13.5 μg/L	2	
3. 电解质	K^+ 3.9 mmol/L,Na^+ 144 mmol/L,Cl^- 106 mmol/L	1	
4. 胸片	心肺未见明显异常	1	
5. 心电图检查	阵发性室上性心动过速	1	
二、初步诊断及依据(11 分)			
1. 初步诊断	阵发性室上性心动过速	6	
2. 诊断依据	(1)症状及体征:患者因"持续性心悸 0.5 h"入院,既往有类似发作史,持续 2 h 可自行缓解	2	
	(2)患者体格检查示:HR 180 次/min,余无异常体征	1	
	(3)辅助检查:心电图检查示阵发性室上性心动过速	1	
	(4)无甲状腺功能亢进、贫血、心脏病等可导致心悸的原因	1	

续表 3-4

询问内容	考官提供信息	分值	扣分
三、处理方案及思考题(8分)			
1. 处理方案	(1)予安静状态下吸氧、心电血压监护	0.5	
	(2)予催吐,患者仍未恢复窦性心律	0.5	
	(3)予普罗帕酮转律,20 min 患者转为窦性心律。观察0.5 h无再发阵发性室上性心动过速	0.5	
	(4)患者辅助检查未见低钾、急性心肌梗死等阵发性室上性心动过速病因,因此予以出院,心内科门诊随访	0.5	
2. 思考题	1. 何为心悸?心悸发生的常见原因有哪些?	1	
	2. 简述心律失常的定义及急诊治疗原则	1	
	3. 何为严重心律失常?严重快速性心律失常的类型有哪些?	1	
	4. 如何急诊处理严重快速型心律失常?	1	
	5. 简述室上性心动过速的临床表现,心电图特点及急诊处理	2	
合计		25	

第四章

高血压急症

第一节　高血压急症的基本知识

高血压急症(hypertensive emergencies,HE)是急诊科常见的急危重症,是一组以血压突然和显著升高,同时伴有重要靶器官损伤或原有器官功能受损进行性加重为特征的一组可危及生命的临床综合征。

发生高血压急症时血压一般会超过180/120 mmHg,但有些高血压患者并不伴有特别高的血压值,就已经出现急性肺水肿、急性心肌梗死、主动脉夹层等严重靶器官损害,也应视为高血压急症。因此,需注意血压水平的高低与靶器官损害程度并非成正比。另外,无论患者有无症状,只要测量血压收缩压 ≥ 220 mmHg 和(或)舒张压 ≥ 140 mmHg,均应同样视为高血压急症。因此,目前高血压急症的定义强调血压突然、快速地升高及其导致的调节异常,而未规定血压升高的特定阈值。

【病因】

高血压急症患者通常既往有明确的高血压病史,多发生在高血压控制不良时。既往血压控制良好的患者在遇到急性创伤、急性肾小球炎和烧伤等应激等情况时,也可出现血压的急剧上升。

【临床诊断】

1.临床表现　高血压急症包括高血压脑病、颅内出血(脑出血和蛛网膜下腔出血)、脑梗死、急性心力衰竭、肺水肿、急性冠脉综合征(急性 ST 段抬高心肌梗死、急性非 ST 段抬高心肌梗死和不稳定型心绞痛)、主动脉夹层、子痫等。高血压急症的临床表现与受损的靶器官直接相关(表4-1),常见的临床表现有明显的头痛、头晕、眩晕、视物模糊与视力障碍、烦躁、胸痛、胸闷、心悸、呼吸困难、抽搐、昏迷等,测量血压在短时间内急剧升高。此外,还可能出现一些不典型的临床表现,如腹痛、恶心、呕吐等消化道症状。需注意在判断病情时,血压升高的幅度比其绝对值更有意义。

表 4-1 高血压急症的临床表现

疾病名称	临床表现
急性冠脉综合征	急性胸痛、胸闷、放射性肩背痛、咽部紧缩感、烦躁、大汗、心悸,心电图有缺血表现
急性心力衰竭	呼吸困难、发绀、咳粉红泡沫样痰、肺部啰音、心脏扩大、心率增快、奔马律等
急性脑卒中	脑梗死:失语、面舌瘫、偏身感觉障碍、肢体瘫痪、意识障碍、癫痫样发作 脑出血:头痛、喷射样呕吐、不同程度意识障碍、偏瘫、失语以及上述表现可进行性加重 蛛网膜下腔出血:剧烈头痛、恶心、呕吐、颈背部痛、意识障碍、抽搐、偏瘫、失语、脑膜刺激征
高血压脑病	血压显著升高并伴有嗜睡、昏迷、癫痫发作和皮质盲
急性主动脉夹层	撕裂样胸背部痛(波及血管范围不同差异明显),双侧上肢血压测量值不一致
嗜铬细胞瘤	阵发性或持续性血压升高伴"心动过速、头痛、多汗"三联征
子痫前期和子痫	从妊娠 20 周到分娩第 1 周期间出现血压高、蛋白尿、水肿,可伴神经系统症状如抽搐、昏迷等

2. 注意有无导致血压快速升高的诱发因素 除常规了解患者的高血压病史、是否服用药物、平时血压水平、有无心脑血管病、肾脏疾病等情况外,还应注意有无导致血压快速升高的诱因,如突然停药或调整治疗方案、感染、疼痛发作、情绪波动等。

3. 体格检查 应对患者进行系统且有重点的体格检查以了解靶器官的损伤程度,除测量血压外,根据患者不同病情对循环系统、神经系统、眼底等进行系统查体。如测量平卧和站立位血压可评估患者容量状态,测量双上臂血压可初步排查有无大血管病变,循环系统查体侧重于心力衰竭的评估,对意识状态、病理征、视野改变的检查有助于判断神经系统损伤。需注意体格检查应贯穿于整个诊疗过程,根据病情变化及时复查、反复评估。

4. 辅助检查

(1)影像学检查:颅脑 CT 和(或)磁共振,胸部 X 射线,超声心动图,胸腹部 CT,血管造影等。

(2)实验室检查:除血尿常规、血生化、凝血功能等常规化验检查外,还应包括心肌损伤指标、D-二聚体、脑钠肽(BNP 或 NT-proBNP)、血气分析等项目,建议使用床旁快速检测设备(POCT)尽早取得化验结果,快速评估相关靶器官功能。

(3)心电图:应作为常规的基本项目,尤其对出现急性冠脉综合征的患者,动态监测,及时复查。

【治疗】

高血压急症死亡率、致残率均较高,治疗关键在于快速诊断并立即降低血压,以避免发生进行性器官衰竭。早期快速、合理、安全地控制性降压是改善预后的基础。因高血压急症涉及多个系统和多种靶器官损伤,对于不同系统、不同疾病的降压目标及速度要求是不同的,因此需在遵循降压的总体原则基础上,及时明确诊断,同时充分考虑患者的年龄、病程、血压升高的程度、靶器官损害和并发症等临床情况,根据不同疾病确定降压目标和速度,因人而异,制定具体降压方案。

1.高血压急症早期总体降压原则　高血压急症早期治疗原则是减轻过高的血压对靶器官的持续损伤,同时避免降压过快导致脏器灌注不足,积极寻找并纠正诱因。一般情况下,在初始阶段(1 h 内)血压控制的目标为平均动脉压的降低幅度不超过治疗前水平的25%。在随后的2～6 h内将血压降至较安全水平,一般为160/100 mmHg 左右,但需根据不同疾病的降压目标和降压速度进行后续的血压管理。当病情稳定后,24～48 h血压逐渐降至正常水平。

2.高血压急症降压治疗药物的选择　所有高血压急症都应当给予起效快、可控性强的静脉降压药物,根据不同疾病的特点单用一种或者联合使用静脉降压药物进行快速而又平稳的降压,最终达到目标血压。注意谨慎使用严重影响心率、心排血量和脑血流量的药物。常用的经静脉应用的药物有硝普钠、硝酸甘油、乌拉地尔、艾司洛尔、拉贝洛尔、尼卡地平等。

3.高血压急症相关疾病的降压原则　降压原则见表4-2。

表4-2　不同病因的降压原则及药物选择

疾病名称		降压目标及速度	推荐一线药物	其他选择
急性冠脉综合征		立刻,血压维持在 130/80 mmHg 以下,舒张压(DBP)>60 mmHg	硝酸甘油、β 受体阻滞剂	地尔硫䓬、乌拉地尔
急性心力衰竭、肺水肿		立刻,收缩压(SBP)<140 mmHg	硝普钠、硝酸甘油联合利尿剂、ACEI/ARB	乌拉地尔
缺血性卒中	溶栓	立刻,第1 小时平均动脉压(MAP)降低 15%,目标 SBP<180 mmHg,DBP<110 mmHg	拉贝洛尔、尼卡地平	硝普钠
	不溶栓	当 SBP>220 mmHg,DBP>120 mmHg时,第 1 小时 MAP 降低 15%	拉贝洛尔、尼卡地平	硝普钠
脑出血		立即,SBP 130～180 mmHg	拉贝洛尔、尼卡地平	乌拉地尔、甘露醇等
蛛网膜下腔出血		立刻,高出基础血压 20% 左右	尼卡地平、尼莫地平	拉贝洛尔、硝普钠

续表 4-2

疾病名称	降压目标及速度	推荐一线药物	其他选择
高血压脑病	BP 160~180/100~110 mmHg，第1小时MAP下降20%~25%	拉贝洛尔、尼卡地平	硝普钠、甘露醇等
主动脉夹层	立刻，SBP<120 mmHg，HR 50~60次/min	艾司洛尔、尼卡地平、硝普钠	拉贝洛尔、美托洛尔
子痫及子痫前期	立刻，血压<160/110 mmHg	尼卡地平、拉贝洛尔、硫酸镁	
恶性高血压	数小时内，MAP下降20%~25%	拉贝洛尔、尼卡地平	硝普钠、乌拉地尔
嗜铬细胞瘤危象	术前24 h血压<160/90 mmHg	酚妥拉明、乌拉地尔、硝普钠	

4. 高血压急症的预防　对于高血压患者，不适当的停减药、感染、情绪剧烈波动及其他诱发因素未得到很好的控制时，都可能出现高血压急症。高血压急症病情稳定后，及时寻找血压急剧升高的原因和诱因并积极纠正是预防再次发作的关键。高血压急症患者在血压初步控制后应给予调整口服降压药物以长期平稳控制血压，并定期评估靶器官，早发现并及早干预以避免靶器官进行性损害。

第二节　高血压急症的接诊路径

 【案例】

1. **现病史**　患者，女性，73岁，因"发作性胸闷3天，加重2 h"急诊就诊。患者3 d前受凉后出现阵发性胸闷不适，多于活动后发作，持续3~5 min，休息可减轻，无胸痛、发热，轻微咽痛、咳嗽，无咳痰，期间自服感冒药，胸闷无明显变化；2 h前情绪激动后胸闷加重，不能平卧，烦躁不安，端坐呼吸伴大汗、头晕，无恶心呕吐，无言语不利、视物模糊及肢体活动障碍，仍无明显胸痛，由"120"急救车送入急诊就诊。测血压为230/120 mmHg，心率125次/min。急诊颅脑CT检查：多发腔隙性脑梗死。心电图检查：窦性心动过速，Ⅰ、Ⅱ、Ⅲ、aVL、aVF、V_4~V_6导联T波倒置，ST段下斜型压低。急诊给予氧气吸入及硝酸甘油静脉滴注以减轻心脏负荷，静脉推注呋塞米利尿，患者喘憋症状有所好转，血压降至156/95 mmHg，HR 122次/min，为进一步治疗收入急诊病房。

2. **既往史**　有高血压病史10余年，血压最高可达180/110 mmHg，不规律口服非洛地平片控制血压，平时血压控制在150/90 mmHg左右。近3 d因服感冒药自行停服降压药,且未监测血压。否认糖尿病、脑卒中病史,否认传染病病史。否认药物过敏史和手术外伤史。无烟酒嗜好,否认家族遗传性疾病。

3. 体格检查 T 36.8 ℃,P 125 次/min,R 38 次/min,BP 230/120 mmHg,神志清楚,精神差,急性病容,呼吸急促,发育正常,营养良好,高枕卧位,言语流利。全身皮肤黏膜无瘀斑、瘀点,浅表淋巴结无肿大。头颅正常,巩膜无黄染,结膜无苍白。口唇轻微发绀,口角无歪斜,伸舌居中。颈软,无抵抗感,气管居中,无颈静脉怒张,肝颈静脉回流征阴性。胸廓正常,双肺叩诊清音,呼吸音粗,双肺可闻及弥漫性干、湿啰音;心界叩诊稍偏大,HR 125 次/min,律齐,心尖区及其内侧可及舒张期奔马律,肺动脉区第二心音亢进;腹部平软,无压痛及反跳痛,肝脾肋下未触及,无腹部包块,无移动性浊音,肝肾区无叩击痛,肠鸣音正常。双下肢无水肿。四肢肌力肌张力正常,生理反射正常,病理反射未引出。

4. 实验室和影像学检查

(1)血常规检查:WBC 4.71×10⁹/L,红细胞计数(RBC)5.37×10¹²/L,Hb 119 g/L,PLT 155 ×10⁹/L。

(2)尿常规:正常。

(3)血电解质:K⁺ 3.3 mmol/L,Na⁺ 139 mmol/L,Cl⁻ 100 mmol/L。

(4)肾功能:BUN 8.1 mmol/L,Cr 54 μmol/L。

(5)血气分析:pH 7.24,PaO₂ 57 mmHg,PaCO₂ 32 mmHg,SaO₂ 86%,乳酸 2.4 mmol/L。

(6)心肌梗死三项:肌钙蛋白 I<0.1 ng/mL,肌酸激酶同工酶 4.93 ng/mL,肌红蛋白 83.81 ng/mL。

(7)NT-proBNP:5261.00 ng/mL。

(8)肝功能:正常。

(9)心电图检查:窦性心动过速,Ⅰ、Ⅱ、Ⅲ、aVL、aVF、V₄~V₆ 导联 T 波倒置,ST 段下斜型压低。

(10)胸部 CT:双肺间质性肺水肿,双侧胸腔积液,心影饱满,符合心功能不全影像学表现;动脉硬化。

(11)床旁心脏超声:左心室轻度增大,左心室壁增厚,左心室下后壁基底段心肌运动减低,左心室舒张功能减退,左心功能减退[射血分数(EF)47%];二尖瓣少量反流。

一、病史采集

作为急诊医生,接诊该患者时,应了解哪些病史信息(表4-3)?

表 4-3 病史采集评分

询问内容		考官提供信息	分值	扣分
一、主要症状描述、病情演变（20 分）				
1. 根据主诉及相关鉴别询问	发病诱因	受凉、劳累、外伤、情绪波动等	2	
	发生形式	突发、缓慢、阵发、持续、一天中的变化	3	
	胸闷特征	性质、部位、疼痛规律及加重、缓解因素	3	
	伴随症状	伴头痛、头晕、言语不利、肢体活动失灵,常见于急性脑血管病等。伴胸痛、呼吸困难可见于急性冠脉综合征、心功能不全。伴发热可见于感染性疾病等	4	
	其他疾病鉴别	有无急性感染、颅脑疾病及外伤、心血管疾病、严重肝肾疾病、糖尿病等病史	3	
	加重因素	体位变化、情绪变化与活动关系	2	
2. 诊治经过		是否到医院就诊过,做过哪些检查	1	
		治疗情况如何	1	
3. 一般情况		饮食、尿量及体重变化	1	
二、有无相关病史（8 分）				
1. 与该疾病有关的其他病史,既往有无类似发作,有无肝病、肾病、心脑血管病、精神病病史等		有高血压病史 10 余年,无家族遗传性疾病、传染病病史,无糖尿病、脑卒中病史	3	
2. 有无外伤、手术、输血史		无	1	
3. 有无长期服药史		不规律口服非洛地平片控制血压	2	
4. 有无药物及食物过敏史		无	2	
三、个人史（1 分）				
生活状况及不良嗜好		无不良嗜好	1	
四、家族史（1 分）				
有无家族遗传性疾病史		无	1	
合计			30	

二、体格检查

1. 针对患者目前病情,应做哪些必要的体格检查(表4-4)?

表4-4 体格检查评分

询问内容	考官提供信息	分值	扣分
一、一般项目(5分)			
1. 血压	230/120 mmHg	1	
2. 体温、脉搏、呼吸	T 36.8 ℃,P 125 次/min,R 38 次/min	1	
3. 血氧饱和度	86%	1	
4. 神志、精神状态	神志清楚,精神差	1	
5. 合理补充项	无	1	
二、重点查体(10分)			
1. 皮肤黏膜与淋巴结	皮肤黏膜无瘀斑点,浅表淋巴结无肿大	1	
2. 头颅五官	正常	1	
3. 颈部	颈软,无抵抗感,气管居中,无颈静脉怒张,肝颈静脉回流征阴性	1	
4. 胸部(心肺)	双肺叩诊清音,呼吸音粗,可闻及弥漫性干、湿啰音	3	
5. 腹部	腹部平软,无压痛、反跳痛	1	
6. 脊柱四肢	正常	1	
7. 神经系统	正常	2	
合计		15	

2. 请根据患者情况,给患者规范、准确测量血压(表4-5)。

表4-5 血压测量评分

评分要点		分值	扣分
测量前沟通与注意事项(1分)	1. 解释血压测量的目的	0.5	
	2. 注意事项,如排尿、禁烟酒咖啡、休息至少5 min等	0.5	
体位与血压计同一水平(1分)	1. 坐位或仰卧位,暴露恰当,肘部、血压计"0"点与心脏在同一水平	0.5	
	2. 检查血压计水银柱是否在"0"点、有无气泡	0.5	

续表 4-5

评分要点		分值	扣分
气袖位置(1.5分)	1.触诊确定肱动脉位置,选择合适大小的袖带,气袖中央在肱动脉表面,松紧合适	1	
	2.气袖下缘在肘窝上 2~3 cm,听诊器体件置于肱动脉搏动处(不能塞于气袖下)	0.5	
测量方法(1.5分)	1.边充气边听诊至肱动脉搏动消失,水银柱再升高 30 mmHg,缓慢放气(2~3 mmHg/s)	1	
	2.双眼平视观察水银柱读数尾数应为0、2、4、6、8	0.5	
合计		5	

三、病例分析

你认为患者需要完善的检查、初步诊断、存在的健康问题,以及诊疗措施有哪些(表4-6)?

表 4-6 病例分析评分

询问内容	考官提供信息	分值	扣分
一、需要完善的检查(包括需要转诊上级医院的必要检查)(8分)			
1.复查心梗三项、心电图	cTnI < 0.1 ng/mL,CK - MB 4.93 ng/mL,肌红蛋白 83.81 ng/mL,心电图结果	1	
2.NT-RroBNP	5261.00 ng/mL	1	
3.超声心动图	左心室轻度增大,左心室壁增厚,左心室下后壁基底段心肌运动减低,左心室舒张功能减退,左心功能减退[射血分数(EF)47%];二尖瓣少量反流	1	
4.冠状动脉造影或冠状动脉CTA		1	
5.动态监测血气分析	pH 7.24,PaO_2 57 mmHg,$PaCO_2$ 32 mmHg,SaO_2 86%,乳酸 2.4 mmol/L	1	
6.颅脑、胸部CT	双肺间质性肺水肿,双侧胸腔积液,心影饱满,符合心功能不全影像学表现;动脉硬化	1	
7.肝肾功能、电解质、心肌酶等血生化指标	正常。BUN 8.1 mmol/L,Cr 54 μmol/L。K^+ 3.3 mmol/L,Na^+ 139 mmol/L,Cl^- 100 mmol/L。肌钙蛋白I<0.1 ng/mL,肌酸激酶同工酶4.93 ng/mL,肌红蛋白83.81 ng/mL	1	

续表 4-6

询问内容	考官提供信息	分值	扣分
8.血常规、降钙素原等感染指标	WBC $4.71\times10^9/L$,红细胞计数(RBC)$5.37\times10^{12}/L$,Hb 119 g/L,PLT $155\times10^9/L$。正常	1	
二、初步诊断、存在的健康问题(10 分)			
1.初步诊断	(1)高血压急症:高血压 3 级(很高危)	2	
	(2)冠状动脉粥样硬化性心脏病、急性冠脉综合征、急性左心功能不全	2	
	(3)Ⅰ型呼吸衰竭	1	
	(4)急性上呼吸道感染	1	
2.存在的健康问题	(1)血压急剧快速升高,已导致急性心肌缺血及急性心力衰竭发作	1	
	(2)呼吸衰竭致机体缺氧	1	
	(3)警惕其他靶器官损伤	1	
	(4)呼吸道感染为诱发因素,应尽快祛除诱因	1	
三、目前的治疗措施(12 分)			
1.药物治疗	(1)呋塞米利尿	1.5	
	(2)硝酸甘油减轻心脏负荷,平稳控制血压	1.5	
	(3)抗血小板聚集、抗凝治疗	1.5	
	(4)维持电解质平衡	1	
	(5)控制感染	1.5	
	(6)对症支持治疗	1	
	(7)病情平稳后逐渐加用口服降压药物	1	
2.非药物治疗	(1)呼吸机辅助呼吸改善低氧血症	1.5	
	(2)冠状动脉介入治疗	1.5	
合计		30	

第五章

心力衰竭

第一节 心力衰竭的基本知识

心力衰竭(heart failure)是一种常见的心血管疾病,其特征为心脏无法有效地泵血以满足身体的需求。这种情况可能是各种原因导致的,包括心脏病、高血压、糖尿病等。心力衰竭是一种严重的疾病,可能导致生命威胁,因此需要及时诊断和治疗。

【病因】

心力衰竭的主要病因包括以下几点。

1.冠状动脉疾病　动脉粥样硬化导致心肌缺血或坏死。

2.高血压　长期高血压对心脏造成负担,导致心脏肥厚和扩张。

3.心肌病　遗传或获得性心肌疾病导致心肌功能异常。

4.心脏瓣膜疾病　瓣膜狭窄或关闭不全导致心脏血流异常。

5.糖尿病　长期糖尿病可能导致心脏微血管病变。

【临床表现】

1.呼吸困难　在休息或活动时感到呼吸急促。

2.疲劳　由于心输出量减少,身体各器官得到的氧气和养分减少,导致疲劳。

3.液体潴留　由于心脏无法有效泵血,可能导致液体潴留在肺、腹部和腿部,引起水肿和腹胀。

4.咳嗽和咳血　肺部液体潴留可能导致咳嗽和咳血。

5.心悸　心脏搏动不规律。

【心功能分级】

目前通用美国纽约心脏病学会(NYHA)的心功能分级。

Ⅰ级:日常活动无心力衰竭症状。

Ⅱ级:日常活动出现心力衰竭症状(呼吸困难、乏力)。

Ⅲ级:低于日常活动出现心力衰竭症状。

Ⅳ级:在休息时出现心力衰竭症状。

【诊断】

诊断心力衰竭需要进行一系列检查,包括以下几点。

1. 心电图　记录心脏的电活动,显示心律失常或心肌缺血。

2. 超声心动图　显示心脏的结构和功能,评估心脏的泵血能力。

3. 血液检查　检查心脏相关的生化标志物,如脑钠肽(BNP)和肌钙蛋白。

4. X 射线和 CT 检查　评估心脏和肺部的情况。

【鉴别诊断】

1. 心肌病　心肌病是指心肌组织的器质性病变,其中心肌肥厚、心肌纤维化等改变可能导致心脏功能减退。心肌病的症状与心力衰竭相似,但心肌病通常发病较早,且心脏结构有明显异常。而心力衰竭患者的心脏结构改变可能较轻或不明显。

2. 肺部疾病　肺部疾病如慢性阻塞性肺疾病、肺气肿等也可能导致呼吸困难、乏力等症状,与心力衰竭相似。但肺部疾病的呼吸困难通常在活动时加重,休息后缓解,且肺部疾病通常有其他明显的肺部症状,如咳嗽、咳痰等。而心力衰竭患者的呼吸困难在休息时也可能出现,且可能伴随其他心脏症状。

3. 内分泌疾病　某些内分泌疾病如甲状腺功能亢进症、甲状腺功能减退症等也可能导致心脏功能减退,出现类似心力衰竭的症状。内分泌疾病的症状通常比较特殊,如甲状腺功能亢进症可能出现怕热、多汗等症状,甲状腺功能减退症可能出现畏寒、乏力等症状。通过检测血液中的相关激素水平,有助于鉴别这些内分泌疾病。

4. 其他原因导致的心脏功能减退　其他原因如严重贫血、电解质紊乱等也可能导致心脏功能减退,出现类似心力衰竭的症状。这些原因导致的心脏功能减退通常有明显的原发疾病症状,如严重贫血可能出现头晕、乏力等症状,电解质紊乱可能出现肌肉抽搐、心律失常等症状。通过相应的实验室检查和特殊检查,有助于鉴别这些原因。

【急诊室处理】

(一)急诊室评估

1. 病史采集　详细了解患者的病史,包括已有的心力衰竭症状、既往病史、家族史和用药情况。

2. 体格检查　检查患者的生命体征,包括血压、心率、呼吸和体温。特别注意心音和肺部杂音,以及是否有水肿。

3. 实验室检查　进行必要的血液检查,如电解质、肾功能、血糖和 BNP 水平等。BNP是心力衰竭的一个重要标志物。

(二)急诊室处理

1. 稳定患者情绪　确保患者处于安静、舒适的体位,减少不必要的活动。如有必要,可以给予氧气支持。

2. 药物治疗

(1)利尿剂:用于减轻体液潴留和肺水肿。

(2)正性肌力药:如需要,可用于增强心肌收缩力。

(3)其他药物:如抗心律失常药,根据患者的具体情况使用。

3. 非药物治疗　在某些情况下,可能需要考虑无创呼吸机或机械通气等。

(三)患者教育

向患者及其家属解释心力衰竭的原因、症状和治疗方案。教育他们如何避免心力衰竭的诱因,如控制盐的摄入、避免过度劳累等。强调定期随访和按时服药的重要性。

(四)转运和后续治疗

确保患者在稳定后安全地转运至病房或重症监护室。与接收团队沟通患者的病情和治疗计划,确保患者得到连续的照护。

心力衰竭患者的急诊室处理需要迅速、准确和全面。除了紧急的药物治疗和非药物治疗外,还需要对患者进行适当的评估和教育,以确保他们得到最佳的照护。

第二节　心力衰竭的接诊路径

【案例】

1. **现病史**　患者,男性,80岁,以"反复胸闷,憋气10年,加重伴喘息1周"入院。患者10年前因胸痛就诊于当地医院,诊断为"急性前间壁心肌梗死",经保守治疗1个月后好转出院。2个月后患者出现咳嗽、咳痰,伴轻度胸闷、气短,在当地医院就诊,诊断为"心功能不全",经治疗好转。此后患者间断服用地高辛、利尿剂。10年间反复出现胸闷、憋气,多于一般家务劳动时出现,时伴咳嗽、咳白黏痰,偶有双下肢水肿,平卧困难,经休息、口服地高辛、呋塞米等药物后可逐渐缓解。1周前,患者无明显诱因突然出现喘憋、夜间不能平卧,伴双下肢水肿,咳嗽,咳黄色黏痰,痰中少量血丝,无发热。患者自服地高辛、呋塞米后效果不明显。遂来医院就诊。

2. **既往史**　高血压病史30余年,最高血压220/110 mmHg,平时间断服用硝苯地平片治疗,血压控制情况不详。

3. **生活方式**　吸烟30年,每日20支。不嗜酒。家庭和睦,社会关系好。24岁结婚,配偶体健,育有1子1女,儿子有高血压、冠心病病史。父母已故,具体不详。

4. **体格检查**　T 36.3 ℃,R 25 次/min,P 90 次/min,BP 120/90 mmHg。神志清楚,呼吸急促,口唇发绀,颈静脉无怒张。双肺呼吸音粗,双肺散在干、湿啰音。心率90 次/min,律齐,心音低钝,各瓣膜区未闻及杂音。腹软,肝肋下触及1 cm,质韧,边缘钝,无压痛。双下肢凹陷性水肿。

5. **辅助检查**

(1)ECG:窦性心律,陈旧前间壁心肌梗死,偶发室性期前收缩。

(2)胸片:心影增大,呈"靴形",肺门影增大,右下肺可见斑片状影,考虑右下肺感染。

(3)血常规、电解质、肝肾功、心肌酶均无异常。空腹血糖6.0 mmol/L,血总胆固醇

6.7 mmol/L,甘油三酯3.5 mmol/L,低密度胆固醇4.2 mmol/L。BNP 8074 pg/mL。

(4)心脏彩超:升主动脉内径(AAo) 39 mm,主动脉根部内径(AOR) 35 mm,左心房前后径(LA) 43 mm,左心室舒张内径(LVd) 67 mm,左心室收缩内径(LVs) 59 mm,室间隔舒张期厚度(IVSd) 5 mm,左心室后壁舒张期厚度(LVPWd) 6 mm,左心室射血分数(LVEF) 24.9%。

一、病史采集

作为急诊科医生,接诊该患者时,应了解哪些病史信息(表5-1)?

表5-1　病史采集评分

询问内容		考官提供信息	分值	扣分
一、主要症状描述、病情演变(15分)				
1.现病史	诱因	无	1	
	主要症状	胸闷、喘憋、咳嗽、咳痰	2	
	持续时间	10年,加重1周	1	
	其他伴随症状	夜间不能平卧	2	
	有鉴别意义的症状	无发热,无胸痛,无腹痛、腹泻,无尿频、尿急、尿痛	4	
	诊疗经过	自服地高辛、呋塞米	2	
	目前一般情况	饮食、睡眠、大小便一般	2	
2.其他伴随症状		其他合理的伴随症状也可	1	
二、有无相关病史(3分)				
1.有无高血压病史		有	1	
2.有无糖尿病病史		无	1	
3.有无脑血管病病史		无	1	
三、家族史(2分)		父母已故,具体不详	2	
四、生活方式、心理及社会因素(5分)				
1.是否吸烟		吸烟30年	1	
2.饮酒情况		不嗜酒	1	
3.体重情况		体重无明显变化	1	
4.睡眠情况		夜间睡眠可	0.5	
5.二便情况		尿量少	0.5	
6.是否有影响疾病的心理、社会因素		家庭和睦,社会关系好	1	
合计			25	

二、体格检查

1.针对患者目前病情,应做哪些必要的体格检查(表5-2)?

表5-2　体格检查评分表(口述)

询问内容	考官提供信息	分值	扣分
一、一般项目(2分)			
1.体温、脉搏、呼吸	T 36.3 ℃,P 90 次/min,R 25 次/min	0.5	
2.神志	清楚	0.5	
3.皮肤黏膜颜色	皮肤温度正常,无苍白、发绀	0.5	
4.神经系统检查	四肢肌力、肌张力正常	0.25	
5.有无眼睑水肿	无	0.25	
二、重点查体(13分)			
1.身高、体重	未查	1	
2.血压	120/90 mmHg(应两侧对比,可口述,未强调双侧扣1分)	2	
3.颈部血管检查	颈静脉无怒张,颈动脉未闻及明显血管杂音	1	
4.双肺呼吸音	双肺呼吸音粗,双肺散在干、湿啰音	1	
5.心脏检查(心界、心率、心律、心音、杂音、心包摩擦音等,需描述具体项目至少6项)	心率90 次/min,律齐,心音低钝,各瓣膜区未闻及杂音。无心包摩擦音	6	
6.腹部查体	肝肋下1 cm,质韧,边缘钝	1	
7.有无双下肢水肿	双下肢凹陷性水肿	1	
合计		15	

2.请根据患者情况,给患者测量血压(表5-3)。

表5-3　血压测量评分

评分要点		分值	扣分
测量前沟通与注意事项(1分)	1.解释血压测量的目的	0.5	
	2.注意事项,如排尿、休息至少5 min 等	0.5	
体位与血压计同一水平(1分)	1.坐位或仰卧位,暴露恰当,肘部、血压计"0"点与心脏在同一水平	0.5	
	2.检查血压计水银柱是否在"0"点、有无气泡	0.5	

续表 5-3

评分要点		分值	扣分
气袖位置(1.5 分)	1. 触诊确定肱动脉位置,气袖中央在肱动脉表面,松紧合适	1	
	2. 气袖下缘在肘窝上 2~3 cm,听诊器体件置于肱动脉搏动处(不能塞于气袖下)	0.5	
测量方法(1.5 分)	1. 边充气边听诊至肱动脉搏动消失,水银柱再升高 30 mmHg,缓慢放气(2~3 mmHg/s)	1	
	2. 双眼平视观察水银柱读数尾数应为 0、2、4、6、8	0.5	
合计		5	

三、病例分析

你认为患者需要完善的检查、初步诊断、存在的健康问题及目前的治疗及今后社区管理原则有哪些(表 5-4)?

表 5-4　病例分析评分

询问内容	考官提供信息	分值	扣分
一、需要完善的检查(6 分)			
1. 血常规	正常	1	
2. 心肌酶、BNP	心肌酶无异常。BNP 8074 pg/mL	1	
3. 胸片	心影增大,呈"靴形",肺门影增大,右下肺可见斑片状影,考虑右下肺感染	1	
4. 心电图	窦性心律,陈旧前间壁心肌梗死,偶发室性期前收缩	1	
5. 心脏彩超	升主动脉内径(AAo)39 mm,主动脉根部内径(AOR)35 mm,左心房前后径(LA)43 mm,左心室舒张内径(LVd)67 mm,左心室收缩内径(LVs)59 mm,室间隔舒张期厚度(IVSd)5 mm,左心室后壁舒张期厚度(LVPWd)6 mm,左心室射血分数(LVEF)24.9%	1	
6. 生化全项	空腹血糖 6.0 mmol/L,血总胆固醇 6.7 mmol/L,甘油三酯 3.5 mmol/L,低密度胆固醇 4.2 mmol/L	1	

续表 5-4

询问内容	考官提供信息	分值	扣分
二、初步诊断、存在的健康问题(11 分)			
1. 初步诊断	(1)心力衰竭 NYHA Ⅳ级	4	
	(2)陈旧性心肌梗死	1	
	(3)高血压	1	
2. 存在的健康问题	(1)65 岁以上男性	1	
	(2)吸烟	1	
	(3)肥胖	1	
	(4)心脑血管疾病家族史	1	
	(5)未规律就诊、用药,依从性较差	1	
三、目前的治疗及今后社区管理时非药物治疗原则(8 分)			
1. 药物治疗	(1)呋塞米 20 mg po bid	0.5	
	(2)螺内酯 20 mg po qd	0.5	
	(3)阿托伐他汀 20 mg po qd	0.5	
	(4)缬沙坦胶囊 80 mg po qd	0.5	
2. 非药物治疗	(1)戒烟	1	
	(2)低盐低脂饮食	1	
	(3)减轻体重	1	
	(4)避免劳累	1	
	(5)保持心理平衡	1	
	(6)血压监测	1	
合计		25	

第六章

急腹症

第一节　急腹症的基本知识

急腹症是以急性腹痛为主要表现的临床综合症状,是一种急诊情况,而不是指某种单一的疾病。除了外科疾病外,内科、妇产科、神经科以至于全身疾病都可引起或表现为急性腹痛。外科急腹症,是指患者有急性腹痛为其最先或主要的症状,发病急骤、病情严重,如不及时治疗往往可危及生命的若干腹内病变。

【病因】

腹腔内脏器和血管的病变都有可能引起急腹症。

1. 空腔脏器病变　①穿孔:如胃十二指肠溃疡穿孔、阑尾穿孔、胃癌或结直肠癌穿孔、小肠憩室穿孔等。②梗阻:如幽门梗阻、小肠梗阻、肠扭转、肠套叠、胃肠道肿瘤或炎性肠病引起的梗阻。③炎症感染:如急性阑尾炎、急性胆囊炎等。④出血:胃十二指肠溃疡、胃肠道肿瘤、胃肠道血管畸形等引起的出血。

2. 实质性脏器病变　①破裂出血:如肝癌破裂出血、肝脾创伤性破裂出血。②炎症感染:如急性胰腺炎、肝脓肿。

3. 血管病变　①腹主动脉瘤破裂;②肠系膜血管血栓形成或栓塞;③由于其他原因所致的器官血供障碍,如绞窄疝、肠扭转。

【病情评估】

1. 评估严重程度　迅速检查呼吸、脉搏、血压、神志和体温,把急性疼痛分为以下几种。①危重:呼吸困难,脉搏细速,严重贫血貌。②重:持续腹痛伴器官功能障碍。③普通:生命体征平稳(可有潜在危险)。

2. 评估腹痛的性质　腹痛发作一般可分为持续性、阵发性和持续性疼痛伴有阵发性加重三种。如持续性钝痛或隐痛多反应腹内炎症或出血,是炎性物质及腹腔内血液刺激腹膜所致;阵发性绞痛一般是腔道梗阻后平滑肌痉挛所致;持续性疼痛伴阵发性加重表示炎症与梗阻并存,且互为因果。

3. 评估腹痛的程度　可将腹痛分为轻、中、重三型。炎症引起的腹痛一般较轻,多可忍受;管腔梗阻引起的绞痛常较剧烈,表现满床翻滚、辗转不安;最为剧烈的腹痛是濒死样疼痛,常可引起休克,常见的有胃十二指肠溃疡穿孔、腹主动脉瘤破裂、重症急性胰腺炎、绞窄性肠梗阻、胆绞痛、输尿管结石。

4.评估腹痛的部位 一般腹痛起始和最明显处往往是病变所在部位,根据器官的解剖位置可作出病变所在器官的初步判断。但有些疾病虽然表现为急性腹痛,病变却在腹外器官,如细菌性肺炎、急性心肌梗死、急性心包炎等都可以表现为上腹部疼痛。

5.腹痛的转移和放射痛 某些急性腹痛有特征性的转移痛与放射痛,对诊断有一定的参考价值。如急性阑尾炎的腹痛常起自上腹或脐周,逐渐转移至右下腹;胆囊炎、胆石症疼痛可放射至右肩背部;胃十二指肠球部疾病放射至剑突并伸展至脐部;子宫、直肠疾病引起的疼痛常放射至腰骶部;输尿管结石引起会阴或大腿内侧的放射痛。

【诊断基础】

1.病史询问 病史对急腹症的诊断极为重要,应重点了解下面几点。

(1)发病情况:包括发病的诱因、起病的缓急、症状出现的先后主次和演变过程等。如腹部外伤后发生的腹痛,应考虑为内出血或胃肠道破裂;饱食后的腹痛应考虑胃十二指肠溃疡穿孔、胆囊炎或胰腺炎;剧烈活动后的腹痛应考虑为肠扭转。

(2)腹痛性质:腹痛的性质在鉴别诊断上有重大意义,往往表示病变的不同性质。

(3)腹痛部位:对判断病变所在有定位意义。

(4)其他症状:外科急腹症患者除腹痛外常有不同程度的恶心、呕吐,仔细了解呕吐出现的早晚和次数,以及呕吐物的性质和量,对诊断也有帮助。

2.体格检查 腹部检查对急腹症患者的诊断更具有决定性价值。

(1)全身情况:除常规生命体征外,应注意患者的一般表情,有无休克、脱水现象,对鉴别诊断都有帮助。有时结合病史,重点注意有无特殊体征,如疑有胆道疾病者观察有无巩膜黄染;疑有内出血者注意眼结膜是否苍白、皮肤有无瘀斑;疑有肠梗阻者注意有无腹壁切口瘢痕或腹股沟嵌顿疝,对确定诊断有一定帮助。

(2)腹部检查:腹痛检查对是否有急腹症存在,以及急腹症属何性质,最具有诊断和鉴别的重要性。视诊时应注意观察腹式呼吸是否存在,有无腹胀、肠型,以及可见的肠蠕动或逆蠕动;触诊是应注意腹壁有无压痛、肌紧张和反跳痛等腹膜刺激征,同时注意其部位、范围和程度;叩诊时应注意有无肝浊音界消失和移动性浊音,前者表示有肠胀气或肠穿孔,后者表示有腹内出血或大量渗出液存在;听诊时应注意是否有肠鸣音亢进或减弱、消失,有无特殊的气过水声。

3.辅助检查

(1)实验室检查:如血常规化验发现有白细胞总数和中性粒细胞增多者符合急性炎症;红细胞计数和血红蛋白量有明显下降或复查有进行性下降者符合内出血,且出血可能尚在继续。肾挫伤或泌尿系结石患者常有血尿。疑有急性胰腺炎者,其血和(或)尿淀粉酶值有明显升高。

(2)腹腔穿刺:诊断困难的患者,如腹部叩诊有移动性浊音存在时,可做腹腔穿刺,常能获得非常有价值的资料。穿刺液为血性,说明腹腔内有出血;穿刺液为浑浊液体说明有化脓性腹膜炎,多为消化道穿孔引起。如有胆汁性液体,可能是上消化道穿孔或胆囊穿孔。患者无移动性浊音或肠管有明显胀气时,不宜做腹腔穿刺。

(3)X射线检查:胸部检查可帮助诊断有无肺炎或胸膜炎。腹部X射线检查如发现膈下有游离气体,一般考虑有上消化道穿孔。肠梗阻时可看到积气的肠管和液平面。腹部平片可显示有无泌尿系统结石。

(4)选择性动脉造影:对于不能明确出血部位的病变,选择性动脉造影可以协助诊断,同时采用栓塞出血血管而用于治疗。

(5)超声检查:由于无损伤,且简便、经济,必要时可作为首先的影像学检查。能准确判断有无肝内外胆管扩张,胆囊有无肿大,胆囊壁有无增厚水肿,对急性胆囊炎、梗阻性胆总管炎,特别是伴有黄疸者有重要的诊断价值。超声也是诊断急性胰腺炎、急性阑尾炎等的常用检查。还有助于鉴别妇科急症,如卵巢囊肿扭转、异位妊娠等。

(6)CT检查:已成为急腹症常用的诊断方法,可以帮助了解病变的部位、性质、范围以及与周边脏器的关系。对实质器官的占位性病变,如肝脓肿、肝癌破裂等诊断帮助很大。增强扫描对急性坏死性胰腺炎的诊断,了解其坏死范围和胰腺周围的侵犯都很有意义,还可动态观察坏死的发展。此外CT还有助于发现腹腔内的急性病变,如膈下脓肿、盆腔脓肿及腹主动脉夹层动脉瘤等。

(7)内镜检查:是消化道病变常用的诊断和治疗方法。在消化道出血时,它可判断出血的部位、性质。也可以进行注射硬化剂、喷洒止血粉、上血管夹等止血处理。在急性胆管炎时它可以经十二指肠乳头放置经鼻胆管引流管或支架,进行胆管减压,避免急诊手术的风险,是急性胆管炎常用的治疗方法。

(8)腹腔镜检查:近年来诊断性腹腔镜检查已用于疑难的急腹症,特别是不能排除妇科急症的患者,腹腔镜检查除可发现病变外,还可除外某些可疑的病变,对有适应证的疾病,如急性胆囊炎、急性阑尾炎、胆囊破裂、异物妊娠等,还可同时进行腹腔镜手术治疗。

【常见急腹症的诊断与鉴别诊断】

1.上消化道穿孔　胃十二指肠溃疡急性穿孔"板状腹"和X射线检查膈下游离气体是溃疡穿孔的典型表现。患者既往有溃疡病史,突发上腹部刀割样疼痛,迅速蔓延至全腹部,明显腹膜刺激症状,典型的"板状腹",肝浊音界消失、X射线检查膈下游离气体可以确诊。部分患者发病前无溃疡病史。

2.急性胆囊炎　进食油腻食物后发作右上腹绞痛,向右肩和右腰背部放射。体检时右上腹有压痛、反跳痛、肌紧张,墨非(Murphy)征阳性。胆石症所致腹痛多在午夜发病,不少患者被误诊为"胃病"。超声检查可见胆囊壁炎症、增厚,胆囊内结石有助于诊断。

3.急性胆管炎　上腹疼痛伴高热、寒战、黄疸是急性胆管炎的典型表现。急性胆管炎由于胆管的近端是肝窦这一解剖特殊性,一旦感染,细菌很容易进入血液循环,导致休克和精神症状,宜尽早通过内镜进行经鼻胆管减压引流。如内镜插管失败需立即改行手术进行胆管减压引流。

4.急性胰腺炎　常见于饮酒或暴食后。腹痛多位于左上腹,疼痛剧烈,呈持续性,可向肩背部放射。腹痛时伴有恶心、呕吐。呕吐后腹痛不缓解。血清和尿淀粉酶明显升高。增强 CT 可见胰腺弥漫性肿胀、胰周积液。胰腺有坏死时可见皂泡征。

5. 急性阑尾炎　典型表现是转移性右下腹痛和右下腹固定压痛。疼痛始于脐周或上腹部,待炎症波及阑尾浆膜(脏腹膜),腹痛转移并固定于右下腹。阑尾炎病变加重达到化脓或坏疽时,可出现右下腹局限性腹膜炎体征。阑尾一旦穿孔,腹膜炎体征可扩大到全腹,但压痛仍以右下腹最重。

6. 急性小肠梗阻　通常有腹痛、腹胀、呕吐和肛门排气排便停止四大典型症状,但视梗阻部位的不同有所变化。高位小肠梗阻症状以呕吐为主,腹胀可以不明显。反之,低位小肠梗阻时,腹胀明显,但呕吐出现较晚。小肠梗阻初期肠蠕动活跃,肠鸣音增强,可闻"气过水声"。梗阻后期出现肠坏死时,肠鸣音减弱或消失。X 射线立卧位平片可见气液平,肠腔扩张。超声检查对肠套叠引起的小肠梗阻有诊断意义,对其他类型小肠梗阻无诊断价值。

7. 腹部钝性损伤　随着交通的发达,腹部钝性损伤明显增加。腹部钝性损伤需鉴别有无合并腹腔:①实质性脏器破裂出血;②空腔脏器破裂穿孔;③血管损伤。有实质性脏器破裂出血或伴有血管损伤者应伴有心率加快、血压下降等血容量降低的相应临床表现。合并空腔脏器破裂穿孔者应伴有腹膜刺激症状和体征。单纯的腹壁挫伤和轻度实质性脏器损伤,全身情况稳定者可以先行非手术治疗,加强观察。合并严重实质性或空腔脏器损伤者都应进行手术探查。

8. 妇产科疾病所致急性腹痛　①急性盆腔炎:多见于年轻人,常由淋球菌感染所致。表现为下腹部疼痛伴发热,腹部有压痛和反跳痛,一般压痛点比麦氏点偏内、偏下。阴道分泌物增多,直肠指检有宫颈举痛、后穹隆触痛,穿刺可抽得脓液,涂片镜检可见白细胞内有革兰氏阴性双球菌可确诊。②卵巢肿瘤蒂扭转:其中最常见为卵巢囊肿扭转。患者有卵巢囊肿史。疼痛突然发作。出现腹膜炎体征提示有扭转囊肿缺血、坏死。③异位妊娠:最常见为输卵管妊娠破裂。有停经史,突发下腹疼痛,伴腹膜炎体征,应警惕异位妊娠。有出血征象,如心率快、血压下降,提示内出血。腹部压痛和肌紧张可不明显,但有明显反跳痛。阴道不规则流血,宫颈呈蓝色,后穹隆抽得不凝血可确诊。实验室检查人绒毛膜促性腺激素(HCG)阳性及盆腔超声也可协助确诊。

【处理原则】

1. 尽快明确诊断,针对病因采取相应措施。如暂时不能明确诊断,应采取措施维持重要脏器的功能,并严密观察病情变化,采取进一步的措施明确诊断。

2. 诊断尚未明确时,禁用强效镇痛剂,以免掩盖病情发展,延误诊断。

3. 需要进行手术治疗或探查者,必须依据病情进行相应的术前准备。

4. 如诊断不能明确,但有下列情况需要行急诊手术探查:①脏器有血液循环障碍,如肠坏死;②腹膜炎不能局限,有扩散倾向;③腹腔有活动性出血;④非手术治疗病情无改善或恶化。

5. 手术原则是救命放在首位,其次是根治疾病。手术选择力求简单又解决问题。在全身情况许可下,尽可能将病灶一次性根治;病情危重者,可先控制病情,待平稳后再行根治性手术。

第二节　急腹症的接诊路径

【案例1】

(一)病历资料

1. **现病史**　患者,男性,70岁,因"腹痛1 d"急诊入院。患者于1 d前无明显诱因开始出现腹痛,以上腹部为重,呈持续性刀割样疼痛,并阵发性加重,伴腹胀,无后背部放射痛,无恶心、呕吐,无腹泻,巩膜及皮肤无明显黄染,无头痛、头晕,无心慌、胸闷、憋气及呼吸困难,无咳嗽、咳痰,无便血及脓血便病史,无尿急、尿频。患者于当地中医院行腹部CT检查提示:腹腔内少许游离气体,提示消化道穿孔。遂以"消化道穿孔"收入医院。患者自发病以来,饮食差,睡眠差,小便量少,近期体重无明显变化。

2. **既往史**　否认高血压、心脏病病史,否认糖尿病、脑血管疾病、精神疾病史,否认肝炎、结核、疟疾病史,否认手术、外伤、输血史,否认食物、药物过敏史,预防接种史不详。

3. **体格检查**　T 36.4 ℃,P 80 次/min,R 19 次/min,BP 135/65 mmHg,身高162 cm,体重50 kg,腹部平坦,未见胃肠型及蠕动波。腹肌紧张,呈板状腹,全腹压痛、反跳痛,以剑突下偏右侧为重,墨非征(-),腹部未及异常包块,肝脾肋下未触及。肝脾肾区无叩击痛,移动性浊音(±),肠鸣音约2 次/min。

4. **辅助检查**　全腹部CT:腹水、积气,提示消化道穿孔。

(二)诊疗经过

1. **初步诊断**　①消化道穿孔;②急性弥漫性腹膜炎。

2. **诊治经过**　入院后完善相关化验检查,常规筛查心肺功能,血常规、生化常规、凝血六项、免疫常规等实验室检查,排除手术禁忌。同时行胃肠减压,补液,抗生素治疗。积极联系手术室安排急诊手术。

手术记录:手术医师、麻醉医师及手术室护士三方核对患者信息无误,全身麻醉成功,患者平卧位,常规消毒手术区,铺无菌单、大洞巾,留置尿管。于脐上缘放置10 mm套管作为观察孔,并充气腹腔压力成12 mmHg,置入腹腔镜,戳口未见出血、腹内脏器未见损伤,直视下左锁骨中线平脐部及肋缘下放置5 mm×5 mm套管作为操作孔。探查可见:腹腔内有150 mL胆汁样胃肠液,肠管胀气,肠壁呈炎性水肿。上腹部可见脓苔样物质附着,吸尽液体,探及胃窦前壁处有一5 mm溃疡穿孔,继续探查胃壁未见明显僵硬情况,探查腹腔其余脏器未见明显异常。给予全层缝合胃穿孔处,并将大网膜覆盖于穿孔处,大量生理盐水分次冲洗腹腔,肝下及盆腔处各放置橡皮引流管一根。查无出血,清点器械敷料如数。逐层关腹。手术顺利。术后患者安返病房。

附手术照片(图6-1):

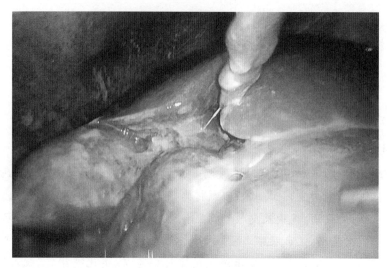

图6-1　急诊手术探查

【案例2】

(一)病历资料

患者男性,35岁,司机。主诉:腹痛4 h。病史:4 h前,患者上腹部突然发生刀割样剧痛,并迅速波及全腹部,伴恶心,呕吐胃容物2次,无咖啡色液或鲜血,在当地诊所就诊,给颠茄合剂口服,腹痛不缓解,故速来本院就诊,近年来反复发生剑突下饥饿性疼痛,伴反酸、嗳气。检查:T 38 ℃,P 90 次/min,BP 13.3/9.31 kPa,发育正常,营养中等,神清,检查合作,表情痛苦,平卧不愿翻动体位。头颈无异常,双肺呼吸音清楚,心率90 次/min,腹式呼吸弱,满腹压痛、反跳痛、肌紧张,以右下腹为甚,肝浊音界缩小,肠鸣音消失。

(二)病例分析

1.为进一步明确诊断应做哪些最有意义的辅助检查?

2.写出本病的诊断及诊断依据。

3.若需做手术,请写出术前准备要点。

【参考答案】

1.①腹部透视或腹部平片;②血常规;③腹部穿刺。

2.诊断为十二指肠溃疡穿孔伴急性弥漫性腹膜炎。诊断依据:①突发上腹刀割样痛;②恶心,呕吐;③近年来剑突下饥饿性疼痛;④全腹膜炎体征。

3.术前准备要点:①半卧位;②禁食,禁饮,输液;③胃肠减压;④使用抗生素;⑤严密观察生命体征及腹部体征;⑥作好术前常规准备。

【附1】手术知情同意书(术前谈话内容)

拟行手术方式:腹腔镜探查备开腹探查术。

【治疗】

①消化道穿孔修补术。②胃大部切除术,胃癌根治术毕Ⅰ式或者毕Ⅱ式(根治性或姑息性手术),胃空肠吻合术。③空肠营养造瘘术。④全胃切除术食管空肠吻合,术中因解剖位置及关系变异变更术式,联合脏器切除术。⑤肠粘连松解术/肠扭转复位术。⑥小肠部分切除术+小肠吻合术。⑦回盲部切除术+小肠结肠吻合术。⑧阑尾切除术/阑尾脓肿引流术。术中无法找到阑尾,或阑尾穿孔坏疽,行部分切除,或仅行脓肿引流术,二期行阑尾切除术或二期回盲部切除术。⑨肠道占位:行小肠部分/右半结肠/横结肠/左半结肠/全结肠切除术、肠管部分切除术,回肠/回盲部/乙状结肠/横结肠造瘘术;肿瘤晚期,肿瘤不能切除,行捷径手术,或者直接开关手术。⑩腹腔肿瘤切除术;术中发现其它科室疾病,需相关科室协助治疗;术中因解剖位置及关系变异变更术式。最终手术方式需要腹腔镜探查后决定。

注:术后需要转ICU继续治疗。

手术必要性:患者腹痛、腹膜炎症状存在,立位平片及腹部CT检查,均提示有消化道穿孔存在。

手术风险性:患者急症手术,手术风险较大,各个脏器功能不明确,腹腔内情况不明确。术中、术后随时有生命危险。

手术并发症:并发症如下所示。

(1)麻醉药物过敏,严重可导致过敏性休克,可能会有生命危险。

(2)术中:损伤神经、血管及邻近器官,如肝、胆、胰、肠系膜动脉、腹主动脉、门静脉等。术中大出血需要输血,术后大出血、多脏器功能衰竭,需要输血治疗,术后出血可能行二次手术。

(3)各种感染(细菌、病毒、真菌等);伤口并发症,如出血、裂开、皮下积液不愈合、瘘管及窦道形成,术后线结反应;术后吻合口出血、狭窄,术后肠瘘、胆瘘、胰瘘、吻合口瘘,术后吻合口狭窄,术后反流性胆管炎及食管炎及胃炎。

(4)术后肠粘连肠梗阻,术后腹膜炎,腹腔脓肿形成,再次手术。术后胃肠功能紊乱,动力较差,术后出现炎性肠梗阻,延长住院时间及增加住院费用,较长时间禁饮食,术后脾热,发烧,需要给予长期口服药物,爆发性感染,导致死亡,术后多脏器功能障碍,术后转入ICU病房进一步治疗。结肠造口后以后行二次结肠造口环纳术,术后肠瘘形成后危及生命,多次手术治疗。

(5)营养性并发症:营养不良、体重减轻、贫血、腹泻和脂肪泻、骨症。水电解质平衡紊乱、诱发原有疾病恶发。术后造瘘口回缩及坏死,术后造瘘口护理不便,术后肝功能损伤,肝脏衰竭。全身多器官功能衰竭,死亡。

(6)术后血栓、脂肪栓形成,如下肢深静脉、肠系膜上静脉等;栓子脱落形成急性栓塞,如肺栓塞。

(7)神经系统并发症:脑出血,脑梗死,脑卒中,植物人状态,瘫痪等。呼吸系统并发症:坠积性肺炎,肺不张,胸腔积液,急性肺动脉栓塞。

(8)循环系统并发症:严重心律失常,心肌梗死、心衰,心搏骤停等致死性并发症。多脏器功能衰竭(包括弥漫性血管内凝血)。并发症致急诊手术处理、气管切开及卧床可能导致的后果,如下肢深静脉血栓、肺栓塞、褥疮等,术后尿路感染,排尿困难,术后膀胱造瘘。

(9)本例手术尚有可能发生的其他并发症或者特别注意事项,再行通知。对术中可能出现预想不到的情况,同意授权医师可以及时处理。

(10)免责同意:上述问题一旦发生,本人理解这是医学上难以避免的并发症,相信医护人员将竭尽全力救治,本人积极配合医师治疗,按规定缴纳一切费用,最后本人及家属明确表示同意做此手术,以上手术风险性及并发症完全详知并理解,我强烈承诺并要求手术。

一旦发生上诉风险和意外,医师会采取积极应对措施。

【附2】消化道穿孔的病史采集和人文沟通标准(表6-1,表6-2)

表6-1　病史采集评分标准

考核内容	操作程序及具体要求	分值	扣分
术前准备 (6分)	1. 着装:工作衣穿戴整洁,仪表端庄	2	
	2. 核对患者姓名、性别、年龄等信息	2	
	3. 解释目的及意义	2	
主诉及相关 鉴别询问 (40分)	1. 发病诱因:是否进食生冷、刺激食物、服用非甾体药物,是否与体位有关	10	
	2. 腹痛的部位、性质及程度:有无放射痛,有无呕吐,呕吐物的内容及量,有无加重或缓解因素	10	
	3. 有无发热、寒战;有无尿频、尿急;有无反酸、烧心、呕血、胸闷、胸痛、咳嗽、左肩背部痛	10	
	4. 二便、睡眠、体重变化情况	10	
诊疗经过 (10分)	1. 是否到医院就诊,做过哪些检查	5	
	2. 治疗情况如何	5	
相关病史 (20分)	1. 既往史(慢性疾病病史、传染病病史、手术史、外伤史、输血史、过敏史、预防接种史)	5	
	2. 个人史(外地久居史、不良生活嗜好、疫区接触史)	5	
	3. 有无家族遗传病史	5	
	4. 婚育史	5	

续表6-1

考核内容	操作程序及具体要求	分值	扣分
问诊技巧 （20分）	1.条理性强,能抓住重点	10	
	2.能够围绕病情询问	10	
职业素养 （4分）	1.与患者沟通时态度和蔼,语言文明,通俗易懂	2	
	2.在规定时间内完成操作,表现出良好的职业素质	2	
合计		100	

表6-2 人文沟通评分标准

考核内容	操作程序及具体要求	分值	扣分
术前准备 （5分）	1.着装:工作衣穿戴整洁,仪表端庄	1	
	2.核对患者姓名、性别、年龄等信息	2	
	3.有礼貌地称呼患者/家属,解释目的及意义	2	
首次沟通 （15分）	1.患者患病时状况	5	
	2.目前疾病的治疗方案,如禁饮食、胃肠减压、抗炎、护胃、补液支持等治疗	5	
	3.患者病情可能进一步加重,有转ICU可能	5	
手术同意书 （35分）	1.目前诊断:消化道穿孔,全身麻醉下行开腹探查/腹腔镜探查术	10	
	2.围手术期心脑肺等脏器意外、手术后各种并发症	5	
	3.根据术中探查决定具体手术方式(单纯穿孔修补术,胃大部切除术,结肠造瘘术)	10	
	4.替代治疗方案,包括超声引导性穿刺引流、保守治疗(禁饮食,胃肠减压,广谱抗生素)	10	
并发症 （20分）	1.保守治疗风险:腹腔脓肿、内外瘘、中毒性休克	5	
	2.术后并发症:出血、切口感染、粘连性肠梗阻	5	
	3.术后并发症治疗方案:出血保守治疗、输血、二次手术;切口换药、切开引流、二期缝合	10	
沟通技巧及 职业素养 （25分）	1.条理性强,能抓住重点	5	
	2.能够围绕该病例的要求进行沟通	5	
	3.根据患者的理解能力进行恰当的沟通(调整语速、音量,如避免使用/解释专业术语)	4	
	4.保护患者的隐私(如关门等),尊重患者的选择权	2	

续表 6-2

考核内容	操作程序及具体要求	分值	扣分
沟通技巧及职业素养（25分）	5. 用心倾听（如面朝患者、肯定性的语言、非语言的意见反馈等），体察患者的暗示/配合默契。认同患者所付出的努力、所取得的成就、所需要克服的困难（如感谢患者的配合）	3	
	6. 鼓励患者提问、核实自己的理解，核实/澄清所获得的信息（如复述、询问具体的数量），安慰、鼓励患者	2	
	7. 避免诱导性提问/命令式提问，始终保持尊重的语气	2	
	8. 在规定时间内完成操作，表现出良好的职业素质	2	
合计		100	

第七章

消化道大出血

第一节 消化道大出血的基本知识

消化道以十二指肠悬韧带为界分为上消化道和下消化道。胃肠吻合术后的上段空肠也属于上消化道。上消化道（食管、胃、十二指肠、胆、胰、肝）出血，表现为黑便和（或）呕血、呕"咖啡样"物，下消化道出血一般为鲜血便或暗红色血便，不伴呕血。根据失血量与速度可分为慢性隐性出血、慢性显性出血和急性出血，其中短时间内失血量超过1000 mL 或循环血容量减少 20% 以上的出血为急性大出血，其死亡率约为 10%，需及时抢救。

【诊断】

患者具有呕血或黑便的症状均应考虑消化道出血，如患者生命体征平稳，则做全面的诊断检查。

（一）病史与症状

1. 年龄 儿童伴腹痛者有肠套叠、感染性肠炎、Meckel 憩室，无腹痛者多为幼年性息肉；青壮年多见消化性溃疡出血；老年人应考虑肿瘤、憩室、血管畸形，如伴心律失常，腹痛应考虑缺血性结肠炎。

2. 服药史 非甾体消炎药、糖皮质激素、抗血小板药物等，可引起胃十二指肠黏膜糜烂、溃疡而导致上消化道出血。

3. 手术史 严重创伤、手术史、急危重症等应激状态发生 3~5 d 而出现呕血黑便时，以急性胃黏膜损伤或应激性溃疡的可能性大，损害部位常为胃、十二指肠、食管。

4. 出血倾向 呕血、黑便伴全身出血倾向者，应考虑全身性疾病。

5. 出血表现 呕血、黑便或便血的出现时间、频率、呕吐物颜色、大便性状、原发疾病表现。

6. 伴随症状 头晕、乏力、发热、心率加快、血压下降、口干、尿量减少、面色苍白、皮肤湿冷等症状，与出血量和出血速度相关（表7-1）。

表7-1 失血量与症状的关系

失血量/mL	收缩压/mmHg	脉率/(次/min)	症状
<500	正常	正常	头晕、乏力
800~1000	<100	>100	头晕、面色苍白、口渴、冷汗
>1500	<80	>120	四肢厥冷、神志恍惚或昏迷

7.既往史 肝炎、肝硬化、酗酒、长期服用阿司匹林、进行性吞咽困难、腹部包块、排便习惯改变、近期胃肠镜检查结果等。

(二)辅助检查

1.血、尿、便检查 血常规检测包括血红蛋白、平均红细胞体积、血小板计数等,急性失血后血红蛋白含量的变化与出血量、出血速度、补液量密切相关。尿常规:消化道出血并尿潜血阳性提示全身疾病,尿蛋白增多提示出血热等感染性疾病,尿胆原增加提示溶血性疾病或肝病。

2.留置胃管 插入鼻胃管,抽吸胃内容进行观察可观察是否有活动性出血。

3.X射线钡餐检查 对食管静脉曲张、胃十二指肠溃疡、胃癌等有诊断价值。

4.急诊内镜检查 能够早期发现病变,早期止血,但有周围循环衰竭的患者需先容量复苏。

5.放射性核素检查 对确定胃肠道出血相当敏感,常作为选择性腹腔内动脉造影前的筛选手段。

6.介入性血管造影 对急诊手术前定位诊断很有意义,也可以经动脉导管注入药物或者置入栓塞剂治疗出血。

【病情评估】

(一)识别消化道出血

一般情况下呕血和黑便常提示消化道出血,但应除外鼻腔、鼻咽、牙齿等部位出血,尤其是服用抗凝药或者凝血异常的患者,口腔出血比较常见,另外还需要鉴别咯血。黑便要除外以下药物或者食物因素,药物如中草药、活性炭、铁剂、铋剂等,食物如动物血制品、车厘子、火龙果等。

(二)确定出血部位

上消化道出血以黑便为主,可以伴有呕血。上消化道出血后血液在肠道停留时间长,血红蛋白中的铁与肠内硫化物结合生成硫化铁呈柏油样,具有黏、黑、亮的特点,一般来讲,只要出现呕血,几乎可以肯定是上消化道出血,而且出血量比较大。下消化道出血以鲜血便或者暗红色血便为主。但出血量大的上消化道出血因为排出较快亦可表现为暗红色血便;高位小肠出血乃至右半结肠出血,如血在肠腔停留较久亦可呈柏油样。因此,出血部位的诊断需要结合病史、体征、既往史、辅助检查等综合判断。

(三)判断出血量与周围循环状态

通常成人出血>5~10 mL/d 粪便隐血试验出现阳性,出血量 50~100 mL/d 可出现黑便,胃内储积血量在 250~300 mL 可引起呕血。当短期内出血量超过 400~500 mL,可出现全身症状,如头晕、心慌、乏力等,如果出血量超过 800~1000 mL,可出现周围循环衰竭表现,此为消化道大出血,是临床常见急症,病情严重者可危及生命,需要积极救治。

(四)判断出血是否停止

一般情况下,出血停止 3 d 后大便颜色应转黄(每日有排便的情况下)。一次出血后 48 h 以上无出血,再出血的可能性较小。有以下临床表现者考虑有活动性出血:①反复呕血,甚至呕血转为鲜红色,黑便次数增多,排出暗红或鲜红色血便,伴有肠鸣音亢进;②周围循环衰竭的表现经治疗后未见明显改善或虽有好转但恶化,经积极补液后中心静脉压仍不稳定;③红细胞计数、血红蛋白含量与血细胞比容持续下降,网织红细胞计数持续增高;④补液与尿量足够的情况下,血尿素氮持续或再次增高。

(五)出血严重程度及预后的判断

RockaⅡ评分将上消化道出血分为高危、中危和低危,≥5 分为高危,3~4 分为中危,≤2 分为低危(表 7-2)。

表 7-2　急性上消化道出血后再出血和死亡危险 RockaⅡ评分

变量	评分			
	0	1	2	3
年龄	<60 岁	60~79 岁	≥80 岁	
休克	无 a	心动过速 b	低血压 c	
伴发病	无		心力衰竭、缺血性心脏病和其他重要伴发症	肝衰竭、肾衰竭和癌肿播散
内镜诊断	无病变、马洛里-魏斯(Mallory-Weiss)综合征	溃疡等其他病变	上消化道恶性疾病	
内镜下出血征象	无或有黑斑		上消化道血液潴留,黏附凝血块,血管明显暴露或喷血	

注:a,收缩压>100 mmHg,心率<100 次/min;b,收缩压>100 mmHg,心率>100 次/min;c,收缩压<100 mmHg;心率>100 次/min。

【急诊治疗】

（一）一般急救措施

1.患者应卧床休息,保持呼吸道通畅,避免误吸,必要时吸氧。

2.活动性出血期间禁食。

3.严密监测患者生命体征,如心率、血压、呼吸、尿量及神志变化。

4.定期复查血红蛋白浓度、红细胞计数、血细胞比容及血生化。

5.必要时行中心静脉压测定。

6.对大出血患者常规进行心电监护。

（二）积极容量复苏

1.输血,改善周围循环　尽快建立有效的静脉通道,查血型,如血红蛋白下降较快需立即配血,加压输血。在配血过程中可输注晶体液进行容量复苏。

2.输血指征　①Hb<70 g/L,或 Hct<25%；②收缩压<90 mmHg（或较基础血压下降25%）；③心率>120 次/min；④改变体位出现晕厥、血压下降、心率加快,由平卧改为半卧位或坐位时,血压下降幅度>15～20 mmHg,心率加快幅度>10 次/min。

3.因为大出血后血液稀释、输注库存血等原因,会引起凝血因子缺乏,需根据情况补钙、维生素 K,凝血酶原复合物、新鲜冰冻血浆补充凝血因子。

（三）上消化道出血救治原则

1.食管-胃底静脉曲张破裂大出血　本病往往出血量大、再出血率高、死亡率高,在止血措施上有特殊性。

（1）药物止血：①生长抑素及其类似物,可明显减少门静脉及其侧支循环血流量,止血效果肯定,不良反应轻微,为治疗静脉曲张出血的一线药物；②血管升压素,通过对内脏血管的收缩作用,减少门静脉血流量,降低门静脉压,有冠心病、高血压者忌用；③三甘氨酰赖氨酸加压素（又名特利加压素,terlipressin）,为加压素拟似物,该药止血效果好、不良反应少、使用方便,临床已逐渐替代加压素；④常规止血药物,如酚磺乙胺、氨甲苯酸、维生素 K 等。

（2）三腔双囊管压迫止血：经鼻腔插入三腔管压迫食管曲张静脉。气囊压迫止血效果肯定,但缺点是患者痛苦大、并发症多（如吸入性肺炎、窒息、食管炎、食管黏膜坏死、心律失常等）,目前已不推荐气囊压迫作为首选止血措施,但在药物不能控制出血或者内镜不能及时操作时,可用于争取时间。

（3）内镜治疗：内镜直视下注射硬化剂或组织黏合剂至曲张的静脉（前者用于食管曲张静脉、后者用于胃底曲张静脉）,或用皮圈套扎曲张静脉,不但能达到止血目的,而且可有效防止早期再出血,是目前治疗食管-胃底静脉曲张破裂出血的重要手段。一般在大出血基本控制、患者基本情况稳定,在进行急诊内镜检查同时进行治疗。并发症主要有局部溃疡、出血、穿孔、瘢痕狭窄等。

（4）外科手术或经颈静脉肝内门体静脉分流术（Tips）：急诊外科手术并发症多、死亡率高,应尽量避免。但在上述方法治疗无效时唯有进行外科手术。近年介入经颈静脉肝内门体静脉分流术在一些医院急诊得到使用,该法尤适用于准备做肝移植的患者,缺点是术后肝性脑病发生率高。

2. 非曲张静脉性上消化道大出血　除食管-胃底静脉曲张破裂出血之外的其他病因引起的上消化道大出血,习惯上称为非曲张静脉性上消化道大出血,其中以消化性溃疡出血最为常见。止血措施主要有以下几条。

(1)抑制胃酸分泌:血小板聚集及血浆凝血功能所诱导的止血作用需在 pH>6.0 时才能有效发挥,而且新形成的凝血块在 pH<5.0 的胃液中会迅速被分解。因此,常规予质子泵抑制剂抑制胃酸分泌,可起到止血作用。

(2)内镜治疗:内镜如见有活动性出血或暴露血管的溃疡应进行内镜止血。证明有效的方法包括热探头、高频电灼、激光、微波、注射疗法或上止血夹等,其他原因引起的出血,也可视情况选择上述方法进行内镜止血。

(3)手术治疗:内科积极治疗仍不能有效止血患者,在有手术适应证情况下可考虑手术治疗。

(4)介入治疗:患者严重消化道大出血在无法进行内镜治疗或内镜治疗失败,特别是下消化道出血时,可考虑在选择性肠系膜动脉造影寻找出血部位并进行血管栓塞治疗。

(四)下消化道出血救治原则

1. 凝血酶　保留灌肠有时对左半结肠出血有效。

2. 内镜下止血　下消化道出血中80%以上来自结肠,因此同上消化道出血一样,在下消化道出血中内镜检查是绝对必要的。但目前急性期结肠镜检查在下消化道出血中仍不如上消化道出血中使用普遍,其中一个很重要的原因就是肠道粪便在急诊状态下不易清除干净,难以获得操作视野。

3. 血管活性药物应用　血管升压素、生长抑素静脉滴注可能有一定作用。如作动脉造影,可在造影完成后动脉输注血管升压素 0.1~0.4 U/min,对右半结肠及小肠出血止血效果优于静脉给药。

4. 动脉栓塞治疗　胃肠道出血速度在 0.5 mL/min 以上就可能经血管造影发现出血部位,若出血速度大于 2 mL/min,则发现病变的可能性在80%左右。对于小肠部位的出血急性期内镜难以操作,血管造影尤其显得重要。发现出血部位后,可经导管动脉栓塞,或给予血管收缩药物,都能达到止血的目的,但是要关注后期肠缺血坏死的可能。血管造影检查虽有上述优点,但也有其局限性。有些患者尽管出血量很大,但是若在造影当时出血已经停止或速度放慢就难以发现外溢的造影剂,故而这种检查很强调瞬时性。这是血管造影检查阳性率不高的主要原因。

5. 紧急手术治疗　经内科保守治疗仍出血不止危及生命,无论出血病变是否确诊,均是紧急手术的指征。

第二节 消化道大出血的接诊路径

【案例】

(一)病历资料

1. **现病史** 患者,男性,35岁,因"反复中上腹痛3 d,呕血1次"急诊就诊。患者于3 d前出现空腹后中上腹部疼痛,疼痛呈烧灼样,不放射,进食后可好转,伴恶心、嗳气、反酸。1 h前无明显原因出现呕血,量约1000 mL,色鲜红,伴冷汗、心慌、乏力,无意识丧失,无发热,为进一步治疗至急诊就诊。发病前2 d大便呈黄色,今日暂未解大便。

2. **既往史** 患者既往生活不规律,经常熬夜,有慢性上腹痛病史3年,常为空腹痛,进食后可缓解。否认肝炎病史,否认高血压、糖尿病等慢性疾病史,否认手术外伤史,否认药物、食物过敏史,否认家族遗传性疾病史。否认长期服用非类固醇药物史。否认吸烟、饮酒史。无输血史。

3. **体格检查** T 36.5 ℃,P 120次/min,R 16次/min,BP 80/52 mmHg。神志清楚,稍烦躁,皮肤湿冷,口唇苍白,巩膜皮肤无黄染,未见蜘蛛痣及肝掌。双肺未闻及明显干、湿啰音,HR 120次/min,各瓣膜听诊区未闻及明显病理性杂音。腹平软,腹壁未见瘢痕及腹壁静脉曲张,上腹轻压痛,无反跳痛及肌卫,肝脾肋下未触及,移动性浊音阴性,肠鸣音活跃,10次/min。双下肢无水肿。

4. **辅助检查**

(1)血常规检查:WBC 11.2×10^9/L,N% 78%,Hb 69 g/L,PLT 132×10^9/L。

(2)肾功能检查:BUN 8.1 mmol/L,Cr 96 μmol/L。

(3)肝功能检查:总胆红素(TB) 13 mmol/L,直接胆红素(DB) 8 mmol/L,丙氨酸转氨酶(ALT) 34 IU/L,ALB 34 g/L。

(4)急诊B超检查:肝胆胰脾未见异常。

(二)诊疗经过

1. **初步诊断** 十二指肠球部溃疡出血,失血性休克,失血性贫血。

2. **诊治经过** 患者为青年男性,此次因"呕血1次,量约1000 mL"就诊,由于患者是呕血,因此考虑为上消化道出血,患者年轻、无肝炎等基础疾病病史,近3年来有反复中上腹饥饿痛、进食可缓解,因此考虑十二指肠球部溃疡伴出血可能性大。患者本次就诊出血量较多,伴有皮肤湿冷、血压降低、心率增快等容量不足、休克等表现。因此,治疗上首先给予扩容,立即留置深静脉导管、静脉输注琥珀酰明胶等液体复苏,同时给予质子泵抑制剂(PPI)抑酸,凝血酶粉口服、酚磺乙胺及氨甲苯酸静脉滴注等止血措施,患者血压恢复至110/75 mmHg,未再次呕血。2 d后行胃镜检查提示十二指肠球部溃疡,幽门螺杆菌(Hp)阳性,给予四联疗法:奥美拉唑 20 mg bid po,胶体果胶铋 200 mg tid po,阿莫西林 0.5 g bid po,克拉霉素 0.5 g bid po。服用 2 周后复查 Hp,嘱半流质饮食和软食,避免辛辣、过咸食物及浓茶、咖啡等饮料。消化科门诊随访。

(三)病例分析

1.病例特点

(1)患者,男性,35 岁,因"反复中上腹痛 3 d,呕血 1 次"急诊就诊。

(2)患者近 3 年来有反复中上腹痛病史,以空腹时为主,进食后可缓解,否认肝炎病史,否认饮酒史。

(3)体格检查:P 120 次/min,BP 80/52 mmHg,烦躁,皮肤湿冷,口唇苍白。上腹轻压痛,肝脾肋下未触及,肠鸣音活跃 10 次/min,皮肤、黏膜无黄染,未见蜘蛛痣及肝掌,四肢无水肿。

(4)实验室检查:中度贫血,轻度氮质血症,肝功能无明显异常,肝胆超声检查阴性。

2.诊断和诊断依据

(1)诊断:十二指肠球部溃疡出血,失血性休克。

(2)诊断依据:患者为青年男性,慢性上腹部空腹痛病史 3 年,本次因"反复空腹疼痛 3 d,呕血 1 次"就诊,呕血量约 1000 mL;体格检查 HR 120 次/min,BP 80/52 mmHg,烦躁、皮肤湿冷、口唇苍白,肠鸣音活跃;结合患者实验室检查有贫血、无肝硬化等表现,因此考虑为十二指肠球部溃疡伴出血,失血性休克。

3.鉴别诊断

(1)肝硬化:肝硬化是一种由不同病因长期作用于肝脏引起的慢性、进行性、弥漫性肝病的终末阶段。常引起一系列的并发症,其中食管胃静脉破裂出血是肝硬化较为常见和严重的并发症,往往表现为呕血、黑便,食道-胃-十二指肠镜检查可明确诊断。

(2)胃癌:早期多无症状,进展期可有上腹痛、餐后加重、纳差、体重减轻;可有呕血或黑便;胃镜或超声内镜检查可诊断明确。

4.处理方案及基本原则

(1)卧位休息,保持呼吸道通畅,同时予以心电监护、吸氧、禁食处理,注意尿量。

(2)留置深静脉导管、液体复苏:可先给予琥珀酰明胶等扩容,同时申请输注红细胞等扩容,补液过程中注意晶体和胶体的比例。

(3)抑制胃酸治疗:质子泵抑制剂(PPI)。

(4)止血:①口服止血药,如凝血酶粉。②静脉应用止血药,如酚磺乙胺及氨甲苯酸静脉滴注。③必要时可留置胃管,既可观察有无活动性出血,同时也可予以冰盐水肾上腺素冲洗止血治疗。

(5)胃镜检查,以明确诊断。

(6)内镜治疗:注射药物,电凝及使用止血钳等。

(7)介入治疗。

(8)手术治疗:一旦止血不佳,持续出血将危及生命时,考虑手术。

一、病史采集

作为急诊科医生,接诊该患者时,应了解哪些病史信息(表7-3)?

表7-3　病史采集评分

询问内容		考官提供信息	分值	扣分
一、主要症状描述、病情演变(15分)				
1.目前症状	诱因	辛辣、刺激、热硬食物,便秘、腹泻	1	
	呕血、黑便、便血、呕吐咖啡渣样物质	量、次数、色、形	1	
	腹痛	部位、性质、持续时间	1	
	其他伴随症状	心慌、出汗、乏力、四肢湿冷	1	
	缓解因素	进食	1	
	有鉴别意义的症状	无头晕、胸痛、胸闷,便秘、腹泻	1	
	诊疗经过	就诊及用药情况	1	
2.既往症状	部位	上腹部	1	
	症状	腹痛、嗳气、反酸、恶心	1	
	伴随的异常感觉	无	1	
	持续时间	阵发性	1	
	缓解因素	进食	1	
	其他伴随症状	无	2	
	诊疗经过	未诊治	1	
二、有无相关病史(3分)				
1.有无肝硬化病史		无	1	
2.有无消化性溃疡病史		考虑合并	1	
3.有无心脑血管疾病及服药史		无	1	
三、家族史(2分)		有无胃癌、肝病家族史	2	
四、生活方式、心理及社会因素(5分)				
1.是否吸烟		否	1	
2.饮食情况		辛辣、刺激、热硬饮食	1	
3.运动情况		不详	0.5	
4.体重情况		体重无明显变化	0.5	
5.睡眠情况		夜间睡眠差,经常熬夜	0.5	

续表7-3

询问内容	考官提供信息	分值	扣分
6. 二便情况	不详	0.5	
7. 是否有影响疾病的心理、社会因素	排除应急性因素存在	1	
合计		25	

二、体格检查

1. 针对患者目前病情,应做哪些必要的体格检查(表7-4)?

表7-4　体格检查评分(口述)

询问内容	考官提供信息	分值	扣分
一、一般项目(3分)			
1. 体温、脉搏、呼吸	T 36.5 ℃,P 120 次/min,R 16 次/min	1	
2. 神志	清楚、稍烦躁	0.5	
3. 皮肤黏膜颜色	皮肤湿冷,口唇苍白,巩膜皮肤无黄染	0.5	
4. 腹部查体检查	上腹部压痛,肠鸣音活跃;移动性浊音、肝脾触诊阴性	0.5	
5. 有无眼睑水肿	无	0.5	
二、重点查体(12分)			
1. 心率	120 次/min	1	
2. 血压	80/52 mmHg(应两侧对比,可口述,未强调双侧扣1分)	2	
3. 颈部血管检查	颈静脉无怒张,颈动脉未闻及明显血管杂音	1	
4. 双肺呼吸音	双肺未闻及明显干、湿啰音	1	
5. 心脏检查(心界、心率、心律、心音、杂音、心包摩擦音等,需描述具体项目至少6项)	心界不大,心率120 次/min,律齐,第一心音不低钝,未闻及明显杂音,无心包摩擦音	5	
7. 有无双下肢水肿	无	2	
合计		15	

2. 请根据患者情况,给患者测量血压(表7-5)。

表7-5 血压测量评分

评分要点		分值	扣分
测量前沟通与注意事项(1分)	1. 解释血压测量的目的	0.5	
	2. 注意事项,如排尿、禁烟酒咖啡、休息至少5 min等	0.5	
体位与血压计同一水平(1分)	1. 坐位或仰卧位,暴露恰当,肘部、血压计"0"点与心脏在同一水平	0.5	
	2. 检查血压计水银柱是否在"0"点、有无气泡	0.5	
气袖位置(1.5分)	1. 触诊确定肱动脉位置,气袖中央在肱动脉表面,松紧合适	1	
	2. 气袖下缘在肘窝上2~3 cm,听诊器体件置于肱动脉搏动处(不能塞于气袖下)	0.5	
测量方法(1.5分)	1. 边充气边听诊至肱动脉搏动消失,水银柱再升高30 mmHg,缓慢放气(2~3 mmHg/s)	1	
	2. 双眼平视观察水银柱读数尾数应为0、2、4、6、8	0.5	
合计		5	

三、病例分析

你认为患者需要完善的检查、初步诊断、存在的健康问题以及诊疗措施有哪些(表7-6)?

表7-6 病例分析评分

询问内容	考官提供信息	分值	扣分
一、需要完善的检查(包括需要转诊上级医院的必要检查)(6分)			
1. 血常规	贫血	1	
2. 生化常规	无肝肾功能异常	1	
3. 凝血功能	无异常	1	
4. 心电图	暂未查	1	
5. 全腹CT	暂未查	1	
6. 腹部超声	未见异常	0.5	
7. 消化道肿瘤指标	暂未查	0.5	

续表 7-6

询问内容	考官提供信息	分值	扣分
二、初步诊断、存在的健康问题(11 分)			
1. 初步诊断	(1)十二指肠溃疡出血	2	
	(2)失血性休克	2	
	(3)失血性贫血	2	
2. 存在的健康问题	(1)35 岁男性	1	
	(2)生活不规律	1	
	(3)经常熬夜	1	
	(4)慢性上腹痛病史 3 年;未规律诊治	2	
三、目前的治疗措施(8 分)			
1. 药物治疗	(1)PPI	0.5	
	(2)胃黏膜保护剂	0.5	
	(3)合并 Hp,Hp 根除治疗	0.5	
	(4)补液、止血药物	0.5	
2. 非药物治疗	(1)休息、禁饮食	1	
	(2)输血	1	
	(3)胃镜检查	1	
	(4)内镜下治疗	1	
	(5)介入治疗	1	
	(6)手术治疗	1	
合计		25	

第八章

急性中毒

第一节　急性中毒的基本知识

人体在短时间内暴露于有毒物质或毒素而产生一系列的病理生理变化,出现严重的中毒症状或危及生命的过程,称为急性中毒(acute intoxication)。中毒可通过食入、吸入、皮肤接触或注射有毒物质而引起,引起中毒的毒物大致有化学毒物和天然毒物两类,前者常通过化学手段获得,主要包括工业毒物、农业毒物(各种农药及灭鼠药)、药物。急性中毒可能对个体的健康和生命造成严重威胁,因此需要及时的急救和治疗。

【临床表现】

中毒性疾病常有其特殊的临床表现,有时根据中毒患者的毒物接触史和典型的中毒表现,即可作出中毒的初步诊断。

1. 常见毒物中毒的临床表现特点　见表8-1。

表 8-1　急性中毒各系统临床表现

	临床表现	毒物
气味	蒜臭味	有机磷农药,磷、砷化合物
	酒味	酒精及其他醇类化合物
	杏仁味	氰化物
	酮味	丙酮、氯仿
	氨味	氨水、硝酸铵
	香蕉味	醋酸乙酯、醋酸异戊酯
皮肤黏膜	樱桃红	氰化物、一氧化碳
	潮红	乙醇、抗胆碱药物、抗组胺类
	发绀	亚硝酸盐、刺激性气体、有机溶剂、苯的氨基与硝基化合物
	黄疸	毒蘑菇、四氯化碳、砷或磷化合物、蛇毒
	多汗	有机磷农药、水杨酸、毒扁豆碱、毛果芸香碱
	无汗	抗胆碱药

续表 8-1

	临床表现	毒物
眼睛	瞳孔缩小	有机磷农药、毒扁豆碱、毛果芸香碱、毒蘑菇、阿片类、巴比妥类、氯丙嗪类
	瞳孔扩大	抗胆碱药、抗组胺药、三环类抗抑郁药、苯丙胺类、可卡因
	眼球震颤	苯妥英钠、巴比妥类
	视力障碍	有机磷农药、甲醇、一氧化碳、肉毒素
口腔	流涎	有机磷农药、毒蘑菇、毒扁豆碱、毛果芸香碱、砷、汞化合物
	口干	抗胆碱药、抗组胺药、苯丙胺类
神经系统	嗜睡、昏迷	镇静催眠药、抗组胺药、抗抑郁药、醇类、阿片类、有机磷农药、有机溶剂
	抽搐、惊厥	毒鼠强、氟乙酰胺、有机磷农药、毒扁豆碱、毒蘑菇、抗组胺药、氰化物、肼类化合物(异烟肼)、三环类抗抑郁药、中枢兴奋药
	谵妄	抗胆碱药、有机汞、醇、苯、铅等
	瘫痪	箭毒、肉毒素、高效镇痛药、可溶性钡盐
	肌肉颤动	有机磷农药、有机汞、乙醇、毒扁豆碱
消化系统	呕吐	有机磷农药、毒蘑菇、毒扁豆碱、重金属盐类、腐蚀性毒物
	腹痛	有机磷农药、毒蘑菇、毒扁豆碱、乌头碱、巴豆、砷、汞、磷化合物、腐蚀性毒物
	腹泻	有机磷农药、毒蘑菇、砷、汞化合物、巴豆、蓖麻子
	中毒性肝损伤	毒蘑菇、氰化物、磷、硝基苯、蛇毒
循环系统	心动过速	胆碱药、拟肾上腺药、甲状腺素片、可卡因、醇类
	心动过缓	有机磷农药、毒扁豆碱、毛果芸香碱、毒蘑菇、乌头、可溶性钡盐、β 受体阻滞剂、钙通道阻滞剂、洋地黄
	血压升高	苯丙胺类、拟肾上腺素药
	血压降低	亚硝酸盐类、氯丙嗪类、各种降压药
	心搏骤停	洋地黄、奎尼丁、氨茶碱
呼吸系统	呼吸加快	呼吸兴奋药、抗胆碱药
	呼吸减慢	阿片类、镇静催眠药、有机磷农药、高效镇痛药
	哮喘	刺激性气体、有机磷农药
	肺水肿	刺激性气体、有机磷农药、毒蘑菇、百草枯
血液系统	溶贫	砷化氢、苯胺、硝基苯、有毒的动植物
	出血	阿司匹林、肝素、香豆素、蛇毒、抗肿瘤药、敌鼠钠盐

2. 常见毒物(药物)中毒的综合临床表现(中毒综合征)　见表8-2。

表8-2　常见毒物的中毒综合征

毒物/药物	中毒后临床表现
阿片类药	中枢抑制、瞳孔缩小、呼吸抑制
拟交感药	躁动、瞳孔扩大、多汗、心动过速、高热、血压升高
胆碱能药	恶心、呕吐、流涎、多痰、多汗、肌颤、无力、抽搐
抗胆碱药	躁动、谵妄、瞳孔扩大、口干、皮肤干燥潮红、高热、尿潴留
水杨酸类	意识改变、呼吸性碱中毒、代谢性酸中毒、耳鸣、呼吸深快、心动过速、多汗、恶心、呕吐
抗抑郁药	意识改变、肌张力增加、腱反射亢进、高热

【诊断标准】

1. 详细采集中毒病史　详细采集完整的中毒病史是诊断的首要和关键环节。除询问中毒后的主要表现、救治过程、治疗效果等常规病史外,还要了解整个中毒过程,收集中毒者身边可能盛放毒物的容器、呕吐物和剩余的毒物,同时进行临床检查。对生产性中毒者,重点询问其工种、工作过程、可能接触的毒物及数量、接触途径;对非生产性中毒者,要了解中毒者的生活环境、心理精神状态、本人及家人经常服用的药物等。

2. 实验室检查

(1)毒物检测:是诊断中毒性疾病最客观的方法,从中毒患者血液、尿液等体液标本或收集的呕吐物、洗胃液、可疑食物、剩余毒物中检查毒物及分解产物。

(2)特异性实验室检查:如有机磷农药中毒者血液胆碱酯酶活性减低,一氧化碳中毒后血中碳氧血红蛋白含量增高,亚硝酸盐中毒者血中高铁血红蛋白增高。

(3)非特异性实验室检查:中毒患者应同时给予其他临床相关辅助检查,有辅助诊断或评估器官功能及中毒程度的作用,如血常规、血气分析、血清电解质、血糖、肾功能、肝功能、心电图、超声、X射线、CT、MRI等检查,从而了解各脏器的功能及并发症。

3. 鉴别诊断　中毒性疾病也同样需要鉴别诊断,以避免漏诊多种毒物中毒或误诊为其他疾病。除与不同毒物中毒相鉴别外,也需要与一些急症相鉴别,尤其是患者出现意识障碍或无明确的毒物接触史时。需重点与急性脑血管意外、心源性肺水肿、各种脑病、酮症酸中毒等疾病相鉴别。

4. 病情及预后评估　中毒可导致机体器官功能损伤,严重时可出现多脏器功能障碍甚至衰竭,如出现昏迷、呼吸衰竭、血压降低、抽搐、肺水肿、发绀、少尿、溶血、严重心律失常甚至心搏呼吸骤停等表现者,提示病情危重,有危及生命可能。

【治疗】

(一)急性中毒的治疗原则

急性中毒的治疗原则是在维持生命体征基础上阻止毒物继续作用于人体,包括清除未被吸收的毒物、促进已吸收毒物的排出、应用特效解毒药物及对症支持治疗。急性中毒的救治能否成功或有效,取决于是否能早期作出正确的诊断和是否及时给予恰当的治疗。

(二)救治措施

1. 清除未被吸收的毒物

(1)经呼吸道吸入中毒:将患者搬离中毒场所,撤至上风或侧风方向,呼吸新鲜空气。同时清除呼吸道分泌物,保持呼吸道通畅,必要时吸氧、气管插管。

(2)经皮肤接触中毒:脱去被污染的衣服,局部采取适当清洗措施,或用大量清水冲洗。

(3)经胃肠道食入中毒:经口中毒时,尽早用催吐、洗胃、导泻、毒物吸附等方法清除胃肠道内尚未吸收的毒物是一切救治措施的起始和基础。

洗胃是经口中毒后早期应给予的抢救措施。经口中毒时只要胃内毒物尚未完全排空,即可用洗胃的办法清除残余毒物。一般在摄入 4~6 h 内效果最好,饱腹、中毒量大时超过 6 h 仍要洗胃。注意腐蚀性毒物中毒、消化道出血或有出血倾向者原则上禁止洗胃,昏迷者洗胃时要防止误吸,严密监测呼吸及氧合状态,必要时可先行气管插管再洗胃。

洗胃液紧急情况下可用一般清水。注意对硫磷禁用高锰酸钾,敌百虫禁用碱性溶液,腐蚀性毒物中毒早期可用蛋清或牛奶灌入后吸出。

洗胃宜用较粗的胃管,应先吸出胃内容物,留送毒物鉴定,然后再灌入洗胃液,成人每次灌入量为 300~500 mL,反复灌洗至流出液清亮无味为止,洗胃液总量至少 2~5 L,根据情况可达 6~10 L。应注意"出入相当",防止出现"只入不出",警惕发生胃穿孔、出血等并发症。

洗胃结束可经胃管灌入药用炭以吸附毒物。洗胃及灌入吸附剂后,可再灌入或口服导泻药如 50% 硫酸镁、聚乙二醇等以清除肠道内未吸收的毒物。有肠梗阻、腹部创伤、严重腹泻、肾功能异常等情况时禁用导泻药。

2. 清除已吸收入血的毒物

(1)大量补液、强化利尿:充分扩容、补液加用利尿药,除可以起到维持循环稳定、保持容量充足作用外,还可排除大部分布于细胞外液、与蛋白结合少,主要经肾由尿排除的毒物或代谢产物。利尿药与控制尿 pH 相结合可增加毒物的离子化,减少肾小管的再吸收,加速毒物排出。

(2)血液净化:一般用于血液中毒物浓度高、中毒程度重、有明显并发症或中毒后无特效解毒药物时,是解救中毒的有效辅助治疗手段。

1）血液透析：用透析器进行透析或超滤，适用于水溶性、不与蛋白或其他成分结合的小分子和部分中分子毒物，对脂溶性及与蛋白结合紧密的毒物透析效果差。

2）血液灌流：是将血液在体外直接引入含有药用炭、树脂等吸附剂的灌流器重，将血液中的毒物吸附，以达到净化血液的目的。本法对去除脂溶性或与蛋白结合的毒物，效果较好。

3）血浆置换：可以在短时间内连续从患者体内除去含有毒物的血浆，输入等量的置换液，应用于与血浆蛋白结合牢固，不能以血液透析或血液灌流清除的毒物。

3. 急性中毒的药物治疗　应早期、足量、正确使用特效解毒药物以尽快达到有效治疗剂量，同时注意解毒药的配伍及防止副作用，如有机磷农药中毒时阿托品、长托宁的使用及与解磷定的联用。

针对中毒毒物使用特效解毒药，常用的特效解毒药物如下（表8-3）。

表8-3　常见的特效解毒药

解毒药物	对抗的毒物
阿托品	有机磷农药及毒蘑菇、毛果芸香碱、新斯的明
解磷定	有机磷农药
二巯丙醇	砷、汞、铋、锰、铅
硫代硫酸钠	砷、汞、铅、氰化物、碘、溴
亚硝酸异戊酯	氰化物、木薯
亚硝酸盐	苦杏仁、桃仁
亚甲蓝	小剂量用于亚硝酸盐中毒及高铁血红蛋白血症的急救，大剂量用于治疗氰化物中毒
胰高血糖素	β受体阻断剂
纳洛酮	吗啡类、乙醇、镇静催眠药
氟马西尼	苯二氮䓬类
维生素 K_1	抗凝血杀鼠剂
乙酰胺	氟乙酰胺

（三）急性中毒的对症及综合管理

绝大多数的毒物无有效的解毒药物，中毒后的救治主要是及早清除残留毒物、器官功能保护及对症支持疗法。

1. 氧疗　毒物通过其毒理作用常抑制呼吸及气体交换，导致机体出现缺氧甚至呼吸衰竭，有的毒物也可通过抑制组织内细胞呼吸造成缺氧。因此，在绝大多数中毒的急救中，氧疗是一种有效的治疗方法。密切监测呼吸及氧合，根据病情选用鼻导管吸氧、面罩吸氧、呼吸机辅助通气、高流量湿化氧疗、高压氧等氧疗方式。

2. 维持生命体征稳定 维持生命体征的平稳是救治中毒的基础,救治过程重要注意纠正低血压、休克,及时处理高热与低温,保持呼吸道通畅,纠正缺氧和呼吸衰竭,维持电解质平衡,预防心律失常的出现,尤其是及早识别恶性心律失常、心搏骤停等易导致猝死事件发生的异常心电活动。无论在中毒抢救的哪个环节,一旦出现发生呼吸、心搏骤停,应立即心肺复苏,尽快气管插管呼吸机辅助呼吸,根据病情选用肾上腺素、阿托品、多巴胺等药物进行积极抢救。特别是当毒物不明时,先维持生命体征稳定,以对症处理与早期器官功能保护为主进行积极救治。

3. 中毒性脑病 主要表现为抽搐、意识障碍和颅内压增高症状,多见于亲神经毒物中毒后。中毒性脑病的救治关键是早发现、早防治脑水肿,可根据病情应用甘露醇、利尿剂、激素等药物以减轻脑水肿,选用腺苷三磷酸(ATP)、胞磷胆碱、纳洛酮等药物改善脑细胞代谢,如出现抽搐可用地西泮等镇静药物。

4. 防治急性肾衰竭 中毒可通过毒物直接损伤肾或者通过影响肾血液灌注、缺氧等原因导致急性肾功能不全甚至衰竭,患者可出现肌酐升高、少尿、代谢性酸中毒、高钾血症甚至无尿,严重威胁中毒患者的生命。救治原则是有效控制原发病,维持有效血液循环,纠正缺氧,避免使用对肾有损害的药物,合理使用利尿药。必要时可给予连续性肾脏替代治疗(CRRT)。

5. 其他脏器和系统保护及并发症的防治 严重中毒时可出现多脏器多系统功能障碍或衰竭,同时可出现出血、血栓形成、感染、急性呼吸窘迫综合征等多种并发症,均可在积极救治中毒基础上根据病情进行药物和器官支持治疗。

(四)抢救急性中毒患者时的注意事项

1. 应高度重视生命体征的变化,及时而准确地实施心肺脑复苏,维持有效循环。

2. 应该及时准确判断威胁患者生命的主要矛盾是什么,及时处理首要和次要的问题,选择解决其问题的最快捷、最有效的方法。

3. 应根据具体病情,及时联系相关专科会诊,协同抢救使患者能在最短的时间得到最佳的救治方案。

4. 在抢救过程中(一切抢救措施、病情交代、与单位及家属的谈话内容等)必须认真、准确、并注意记录时间的准确性。

5. 应根据实际病情向家属或单位详细告知病情的严重状况及预后,以取得必要的理解和配合。

6. 在抢救急性中毒患者时,发生3人以上成批中毒应及时向上级医师及有关领导报告,涉及法律问题应向有关公安部门汇报。

7. 在抢救成批急性中毒患者时,要立即成立相应的救护组,如抢救指挥组、危重病抢救组、诊查组、护理治疗组、后勤联络组使抢救工作紧张有序。尤其重要的是在救治成批中毒时要分清是化学性中毒和细菌性中毒,了解最危重的患者是哪些,当前急需处理的问题是什么。

8.凡经充分而积极抢救,中毒患者的重要生命体征明确消失,神志完全消失伴瞳孔散大,对光反射消失,心搏、呼吸停止,心电图显示无电生理活动(即呈一直线状态)时,方可考虑终止抢救。

第二节　急性中毒的接诊路径

【案例】

1.**现病史**　患者,女性,28岁,因"发现意识不清1 h"入院。患者午后同其家人争吵后,独自回卧室午休,下午3:00,家属发现患者一直午休未出卧室,遂准备唤醒患者,但发现其意识模糊,床头见1瓶地西泮(安定)片(约100片)空药瓶,家属急呼"120"急救送入医院急诊。患者入院后仍意识模糊,生命体征尚稳定,予以洗胃,纳洛酮促醒,奥美拉唑抑酸护胃,并拟诊"安定类药物中毒"留院观察。患者发病时无恶心、呕吐,无四肢抽搐,无二便失禁,予以洗胃、纳洛酮等药物使用后患者意识逐渐转清。

2.**既往史**　否认高血压、糖尿病病史,否认肝炎、结核等传染疾病史,否认长期酗酒史,否认家族遗传性疾病史,父母兄弟子女均体健。

3.**体格检查**　T 36.2 ℃,P 65次/min,R 12次/min,BP 95/60 mmHg,意识模糊,呼吸浅弱,平车推入病房,查体欠合作。形体适中,发育正常,全身皮肤无散在瘀点、瘀斑,皮肤巩膜未见黄染,表浅淋巴结未及肿大,双瞳孔等大等圆,直径1.5 mm,对光反射弱,两肺呼吸音粗,未及明显干湿啰音。HR 65次/min,律齐,各瓣膜听诊区未及明显病理性杂音。腹软,未触及包块。脊柱四肢无畸形,四肢肌力肌张力检查不合作。生理反射存在,病理反射未引出。

4.**实验室及影像学检查**

(1)血常规:Hb 124 g/L,WBC $10.2×10^9$/L,N% 70.6%,PLT $214×10^9$/L。

(2)电解质:K^+ 4.1 mmol/L,Na^+ 145 mmol/L,Cl^- 101 mmol/L。

(3)随机血糖检测:9.2 mmol/L。

(4)生化:BUN 4.1 mmol/L,Cr 62 μmol/L,血尿酸(UA) 326 μmol/L。

(5)心肌酶谱:CK 527 IU/L,CK-MB 173 IU/L,LDH 217 IU/L,肌钙蛋白0.12 IU/L,Myo 599.1 IU/L。

(6)血气分析:pH 7.35,$PaCO_2$ 45 mmHg,PaO_2 92 mmHg,BE^- 2.6 mmol/L。

(7)心电图检查:窦性心律(心电图属正常范围)。

(8)颅脑、胸部CT:未见明显异常。

一、病史采集

作为急诊医生,接诊该患者时,应了解哪些病史信息(表8-4)?

表8-4　病史采集评分

询问内容		考官提供信息	分值	扣分
一、主要症状描述、病情演变(14分)				
1. 意识不清	诱因	同家人争吵	1	
	时间	1年后	1	
	其他伴随症状	无	1	
	有鉴别意义的症状	无	1	
	诊疗经过	家属急呼"120"急救送入医院急诊	2	
2. 中毒情况	时间	1 h前	1	
	毒物种类	地西泮	1	
	中毒途径	口服	1	
	中毒量	约100片地西泮片	1	
	中毒前后情况	昏迷	1	
	现场救治相关资料	洗胃,清除毒物	2	
	诊疗经过	予以洗胃,纳洛酮促醒,奥美拉唑抑酸护胃	1	
二、有无相关病史(3分)				
1. 有无高血压病史		无	1	
2. 有无冠心病病史		无	1	
3. 有无脑血管病病史		无	0.5	
4. 有无高脂血症病史		无	0.5	
三、家族史(2分)		无家族遗传性疾病史	2	
四、生活方式、心理及社会因素(6分)				
1. 是否吸烟		否	1	
2. 饮食、饮酒		无酗酒史	1	
3. 平日用药情况		无	1	
4. 体重情况		无	1	
5. 睡眠情况		无	1	
6. 二便情况		无	0.5	
7. 是否有影响疾病的心理、社会因素		社会关系良好	0.5	
合计			25	

二、体格检查

1. 针对患者目前病情,你应做哪些必要的体格检查(表8-5)?

表8-5 体格检查评分(口述)

询问内容	考官提供信息	分值	扣分
一、一般项目(2分)			
1. 体温、脉搏、呼吸	T 36.2 ℃,P 65 次/min,R 12 次/min	0.5	
2. 神志	神志模糊	0.5	
3. 皮肤黏膜颜色	未见黄染	0.5	
4. 神经系统检查	生理反射存在,病理反射水引出	0.25	
5. 有无眼睑水肿	无	0.25	
二、重点查体(13分)			
1. 皮肤黏膜与中毒相关的体征	暂未查	2	
2. 呼吸功能与中毒相关的体征	呼吸浅弱,两肺呼吸音粗	2	
3. 心血管功能与中毒相关的体征	暂未查	2	
4. 脑神经功能与中毒相关的体征	暂未查	2	
5. 胃肠功能与中毒相关的体征	暂未查	2	
6. 肾功能衰竭与中毒	暂未查	1	
7. 血液系统功能与中毒相关的体征	暂未查	1	
8. 瞳孔变化与中毒相关的体征变化	双瞳孔等大等圆,对光反射弱	1	
合计		15	

2. 请根据患者情况,给患者测量血压(表8-6)。

表8-6 血压测量评分

评分要点		分值	扣分
测量前沟通与注意事项(1分)	1. 解释血压测量的目的	0.5	
	2. 注意事项,如排尿、禁烟酒咖啡、休息至少5 min等	0.5	
体位与血压计同一水平(1分)	1. 坐位或仰卧位,暴露恰当,肘部、血压计"0"点与心脏在同一水平	0.5	
	2. 检查血压计水银柱是否在"0"点、有无气泡	0.5	
气袖位置(1.5分)	1. 触诊确定肱动脉位置,气袖中央在肱动脉表面,松紧合适	1	
	2. 气袖下缘在肘窝上2~3 cm,听诊器体件置于肱动脉搏动处(不能塞于气袖下)	0.5	
测量方法(1.5分)	1. 边充气边听诊至肱动脉搏动消失,水银柱再升高30 mmHg,缓慢放气(2~3 mmHg/s)	1	
	2. 双眼平视观察水银柱读数尾数应为0、2、4、6、8	0.5	
合计		5	

三、病例分析

你认为患者需要完善的检查、初步诊断、存在的健康问题以及治疗措施有哪些(表8-7)?

表8-7 病例分析评分

询问内容	考官提供信息	分值	扣分
一、需要完善的检查(包括需要转诊上级医院的必要检查,6分)			
1. 毒物检测	暂未查	1	
2. 特异检验:胆碱酯酶、血气分析	pH 7.35,$PaCO_2$ 45 mmHg,PaO_2 92 mmHg,BE^- 2.6 mmol/L	1	
3. 血常规	Hb 124 g/L,WBC 10.2×10^9/L,N% 70.6%,PLT 214×10^9/L	1	
4. 生化	BUN 4.1 mmol/L,Cr 62 μmol/L,血尿酸(UA) 326 μmol/L	1	
5. 心电图	窦性心律(心电图属正常范围)	1	
6. 颅脑、胸部CT	未见异常	0.5	
7. 血压	BP 95/60 mmHg	0.5	

续表 8-7

询问内容	考官提供信息	分值	扣分
二、初步诊断、存在的健康问题(11 分)			
1. 初步诊断	地西泮(安定)中毒	2	
	缺氧	2	
	其他合理补充项即可	2	
2. 存在的健康问题	心理问题	1	
	胃肠道问题	1	
	神经功能问题	1	
	肾功能问题	1	
	呼吸功能问题	1	
三、目前的治疗措施(8 分)			
1. 药物治疗	(1)特异性解毒剂:氟马西尼	2	
	(2)纳洛酮	1	
	(3)醒脑静	1	
	(4)胞磷胆碱	1	
2. 非药物治疗	(1)调节情绪	1	
	(2)心理康复科会诊	1	
	(3)血液灌流	1	
合计		25	

四、医患沟通

思考题(100 分)

1. 向患者解释病情(急性中毒教育)。

2. 和患者共同决策(治疗方案)。

3. 了解患者生活情况,进行心理的指导(心理干预教育)。

4. 对患者担忧的问题进行解答(可防可控)。

5. 对患者的具体问题提出解决方案(急性中毒的预防、生活方式注意)。

6. 随访的时间及内容或者转诊的相关适宜。

7. 总结、保证沟通效果。

第九章

呼吸衰竭

第一节 呼吸衰竭的基本知识

患者原有呼吸功能正常,由于各种突发原因引起的严重肺通气和(或)换气功能障碍,不能进行有效的气体交换,导致缺氧伴(或不伴)二氧化碳潴留,从而引起一系列生理功能和代谢紊乱的临床综合征成为急性呼吸衰竭(acute respiratory failure,ARF)。标准是在海平面大气压下,静息条件下呼吸空气,动脉血氧分压(PaO_2)低于 60 mmHg,或伴二氧化碳分压($PaCO_2$)高于 50 mmHg。

急性呼吸衰竭常在数秒或数小时内发生,机体往往来不及代偿,不及时诊断并及早采取有效控制措施,常危及生命。但急性呼吸衰竭患者原有呼吸功能大多良好,若给予及时有效抢救,预后常优于慢性呼吸衰竭。

【分型】

1.急性 I 型呼吸衰竭　由于换气功能障碍(通气血流比例失调、弥散功能损害和肺动-静脉样分流)导致,静息状态,呼吸空气条件下,PaO_2<60 mmHg,不伴有二氧化碳潴留,$PaCO_2$ 分压正常或下降。

2.急性 II 型呼吸衰竭　由于通气功能障碍所致,是肺泡通气不足所致的缺氧和二氧化碳潴留,单纯通气不足,缺氧和二氧化碳潴留的程度是平行的,若伴有换气功能损害,则缺氧更为严重。同时存在缺氧和二氧化碳潴留,呼吸空气条件下,PaO_2 < 60 mmHg,$PaCO_2$>50 mmHg。患者吸氧后 PaO_2>60 mmHg,$PaCO_2$>50 mmHg,称为吸氧条件下的急性 II 型呼吸衰竭。

【常见病因】

包括各种影响正常通气和气体交换的急性疾病。

1.呼吸道病变　喉痉挛、急性会厌炎、喉水肿、呼吸道烧伤、呼吸道压迫、呼吸道感染、支气管痉挛、异物等阻塞气道,引起通气不足、气体分布不均导致通气血流比例失调,发生缺氧和二氧化碳潴留,主要引起急性 II 型呼吸衰竭。

2.肺组织疾病　肺炎、误吸、淹溺、重度肺结核、肺气肿、急性呼吸窘迫综合征(ARDS)等,可引起肺容量、通气量、有效弥散面积减少,通气血流比例失调导致肺动脉样分流,早期主要引起缺氧,导致急性Ⅰ型呼吸衰竭,晚期严重者合并二氧化碳潴留,可转换为Ⅱ型呼吸衰竭。

3. 肺血管疾病　肺血管栓塞、肺梗死等,使部分静脉血流入肺静脉,发生缺氧,主要为急性Ⅰ型呼吸衰竭。此类疾病发病急,病死率高,应高度重视。

4. 胸廓和胸膜疾病　胸廓外伤、胸部手术损伤、自发性气胸和大量胸腔积液等,影响胸廓活动和肺扩张,导致通气减少吸入分布气体不均,影响通气和换气功能。常引起急性Ⅰ型呼吸衰竭,严重者可转变为Ⅱ型呼吸衰竭。

5. 神经系统疾病及呼吸肌疾病　此类疾病患者肺本身无明显病变,是由于脑血管病变、脑炎、脑外伤、神经系统抑制药物中毒等直接或间接抑制呼吸中枢,脊髓灰质炎及多发性神经炎导致神经肌肉接头阻滞影响传导功能,重症肌无力、低钾血症、周期性瘫痪等导致呼吸肌无力,最终引起通气不足,导致急性Ⅱ型呼吸衰竭。

【临床表现】

急性呼吸衰竭患者临床表现包括原发病相关临床表现和缺氧及二氧化碳潴留所致的各种临床表现,其中以缺氧为主或合并二氧化碳潴留引起高度关注。

1. 呼吸困难　是大多数急性呼吸衰竭患者最早出现的症状,患者感觉胸闷、气促,体征多表现为呼吸频率、节律和幅度的改变,初期表现为呼吸频率增快、呼吸表浅,病情加重后辅助呼吸肌活动增强,表现为呼吸费力,出现三凹征,危重时出现叹息样呼吸和点头样呼吸。中枢性神经系统疾病或中枢神经抑制性药物所致的急性呼吸衰竭,主要表现为呼吸节律改变,如潮式呼吸、呼吸减慢和比奥呼吸等。

2. 发绀　是低氧血症的典型表现,当 PaO_2 低于 50 mmHg、动脉血氧饱和度低于 90% 时,即可在舌、口唇、指甲等处出现不同程度的发绀,舌的发绀出现最早。发绀的程度与患者还原型血红蛋白含量及占比相关,所以红细胞增多者发绀更明显,贫血者则不明显或不出现。因严重休克等引起的末梢循环障碍的患者,即使动脉血氧分压尚正常,也可出现发绀,称为外周性发绀,外周性发绀常伴不同程度的皮肤黏膜苍白表现;因动脉血氧饱和度降低引起的发绀,称为中央性发绀。急性呼吸衰竭患者的发绀多为中央性发绀。

3. 精神神经症状　急性缺氧可出现注意力不集中、定向障碍、精神错乱、躁狂、昏迷、抽搐等症状。如合并急性二氧化碳潴留,可出现嗜睡、淡漠、扑翼样震颤,严重者呼吸减慢甚至呼吸骤停。

4. 循环系统表现　多数患者存在心动过速;严重低氧血症和酸中毒可导致心肌损害,亦可引起周围循环衰竭、血压下降、心律失常、心搏骤停。

5. 消化和泌尿系统表现　急性呼吸衰竭患者发病急,就诊时常没有相应消化系统和泌尿系统表现,若持续不能完全纠正,低氧血症和二氧化碳潴留将对肝、肾功能造成影响,可出现食欲缺乏、溃疡性症状和上消化道出血,部分病例可出现谷丙转氨酶与血尿素氮升高,个别病例可出现蛋白尿、血尿和管型尿。

【辅助检查】

临床表现是确诊呼吸衰竭的重要依据,但辅助检查对进一步明确诊断、分型、明确病因、指导治疗和评估预后有重要价值。所有的辅助检查应尽量在抢救室完成,在给予有效的急诊干预后,经过严格的评估病情,可在患者病情相对稳定时,携带生命支持设备和抢救药物,在医生、护士护送下到相应部门完成辅助检查,护送过程中应保证患者安全。

1.血气分析　动脉血气分析对判断呼吸衰竭和酸碱平衡的严重程度及指导治疗均具有重要意义。在静息、呼吸空气条件下,Ⅰ型呼吸衰竭者 $PaO_2<60$ mmHg,$PaCO_2$ 分压正常或下降。Ⅱ型呼吸衰竭者 $PaO_2<60$ mmHg,$PaCO_2>50$ mmHg。吸氧状态下取得的标本,需输入吸入氧浓度(FiO_2),计算氧合指数(OxygenationIndex):$PaO_2/FiO_2<300$ mmHg 提示呼吸衰竭。肺泡动脉氧分压差($A-aO_2$)是判断肺换气功能的一项重要指标,可更敏感反应肺部氧摄取情况,应注意计算此数据。通气功能障碍引起的急性呼吸衰竭可迅速出现失代偿性呼吸性酸中毒,$PaCO_2$ 和 H_2CO_3 升高,pH 值<7.35。不同病因导致的急性呼吸衰竭还可见重度低氧血症伴有呼吸性酸中毒合并代谢性酸中毒、重度缺氧合并代谢性酸中毒、重度缺氧伴有代谢性碱中毒、重度缺氧伴有呼吸性碱中毒、缺氧伴有呼吸性碱中毒合并代谢性碱中毒等不同血气分析表现。

2.血电解质检查　对于低钾型和高钾型周期性瘫痪引起的急性呼吸衰竭,血电解质检查是确诊的“金标准”。呼吸性酸中毒合并代谢性酸中毒时,常伴有高钾血症;呼吸性酸中毒合并代谢性碱中毒时,常伴有低钾血症和低氯血症。

3.其他检查　如在人工气道保护下的纤维支气管镜检查,可同时实施镜下治疗。其他包括 X 射线片、CT、肺血管造影、床旁肺部超声检查,均可用于辅助诊断查明急性呼吸衰竭的病因。

【诊断原则】

1.确立呼吸衰竭诊断　临床表现是确诊呼吸衰竭的重要依据,动脉血气分析是急性呼吸衰竭的确诊指标。

2.明确呼吸衰竭原因　根据临床症状、体征和辅助检查结果综合分析,明确急性呼吸衰竭的原因。

【治疗】

急性呼吸衰竭的基本治疗原则是在保证呼吸道通畅的前提下,尽快改善和纠正低氧血症、二氧化碳潴留和代谢紊乱,积极治疗原发病和基础疾病,重视其他重要脏器功能的监测与支持。

(一)保持呼吸道通畅

急性呼吸衰竭最基本、最重要的治疗措施是保持呼吸道通畅,应根据不同病因采取相应措施,危急状态的患者应迅速建立人工气道。保持呼吸道通畅的主要方法有:①嗅花状俯卧位。头充分后仰,托起下颌打开口腔。②清除气道分泌物及异物。③建立人工气道。快速建立人工气道的常用方法包括植入简便人工气道、环甲膜切开、气管插管和气管切开,简便人工气道包括口咽通气道、鼻咽通气道和喉罩,是气管内导管的临时替代方式。和环甲膜切开一样,只在病情危重、不具备气管插管和气管切开的条件时临时使用,一旦条件允许,应积极给予气管插管或气管切开植入气管内导管。

(二)氧疗

1. 吸入氧浓度 通过增加吸入氧气浓度来纠正患者缺氧状态,目的是至少保持患者动脉血氧饱和度(SaO_2)≥90%,同时没有氧中毒发生。刚开始氧疗时可给予较高的吸入氧浓度,SaO_2上升至90%以上并稳定后应尽量降低吸入氧浓度,防止氧中毒。在循环稳定的前提下,脉搏血氧饱和度(SpO_2)与SaO_2高度相关,因监测方便,可替代SaO_2。

2. 吸氧装置

(1)鼻导管和鼻塞:主要优点为简单、方便,不影响患者咳痰、进食;缺点为氧浓度不恒定,易受患者呼吸的影响。高流量时对局部鼻黏膜有刺激,氧流量不能大于 7 L/min。吸入氧浓度与流量的关系:吸入氧浓度=21+4×氧流量(L/min)。

(2)面罩:主要包括简单面罩、带储气囊无重复呼吸面罩和文丘里面罩(Venturi)。主要优点为吸氧浓度相对稳定,可按需调节,且对鼻黏膜刺激小;缺点为在一定程度上影响患者咳痰、进食。

(3)经鼻高流量氧疗(HFNC):可保持恒定的供氧浓度并维持一定的呼气末正压水平,并同时具有加温加湿作用,治疗可靠性及舒适性与传统氧疗方式相比具有明显优势,可用于急性呼吸衰竭患者的呼吸支持。

(三)增加通气量、消除可减轻二氧化碳潴留

1. 机械通气 以人工辅助通气装置(有创或无创呼吸机)来改善通气和(或)换气功能,呼吸衰竭时应用机械通气的主要目的是:增加肺泡通气量,降低$PaCO_2$分压,改善肺的气体交换效能,减少呼吸功耗,使呼吸肌得到休息。

2. 呼吸兴奋剂 不常规使用,只能在气道通畅、脑缺氧、脑水肿纠正、呼吸肌功能正常的急性呼吸衰竭患者中慎用。主要适用于中枢抑制为主、通气量不足引起的患者。常用的药物有尼可刹米、洛贝林,用量过大可引起不良反应。新药多沙普仑对于镇静催眠药过量引起的呼吸抑制有显著的呼吸兴奋效果。

(四)监测和支持其他重要脏器功能

急性呼吸衰竭常累及其他脏器,应加强对各重要脏器功能的监测和支持,防治多脏器功能障碍综合征。

(五)纠正酸碱平衡和电解质紊乱

电解质紊乱和酸碱平衡失调的存在可进一步加重呼吸系统乃至其他系统脏器的功能障碍,并干扰呼吸衰竭的治疗效果,因此应及时加以纠正。加强液体管理,防止血容量不足和液体负荷过大,保证血容量比容在一定水平,对于维持氧输送能力和防止肺水过多具有重要意义。呼吸衰竭患者由于摄入不足或代谢失衡,往往存在营养不良,需保证充足的营养和热量供给。

（六）积极治疗原发病和基础病

从制定治疗计划之初即应积极治疗原发病,去除引起急性呼吸衰竭的诱因,也是治疗呼吸衰竭的根本措施。

第二节　呼吸衰竭的接诊路径

【案例】

1. **现病史**　患者,女性,38 岁,因"间断喘息伴咳嗽、咳痰 3 年,再发 2 d"入院。患者 3 年来在气候变化时,间断发作喘息、咳嗽,咳少许白色黏痰,无发热、盗汗,无咯血,无胸痛、心悸。喘息发作时在当地医院按"上呼吸道感染"治疗,症状可缓解。每年发作次数不定,缓解期无明显不适症状。2 天前受凉后喘息再次发作,伴咳嗽,无咳痰,轻微活动后感胸闷、气促,夜间症状严重,需高枕卧位,于当地诊所输液治疗,效果不佳。自发病以来,患者精神、食欲、睡眠差,大小便正常,近期体重无明显变化。

2. **既往史**　既往身体状况一般,无肝炎、结核等传染病史,无药物过敏史,无高血压、冠心病病史,父母已故,父亲死于呼吸衰竭,母亲不详。

3. **生活方式**　喜油炸食品,不吸烟,不嗜酒,不运动锻炼。家庭和睦,社会关系好。24 岁结婚,配偶体健,育有 1 子,职工医保,经济状况可。

4. **体格检查**　T 36.8 ℃,P 110 次/min,BP 116/70 mmHg,R 28 次/min。坐位,喘息状,表情焦虑,精神差,皮肤潮湿,唇舌、口周皮肤及指端发绀。颈软,气管居中,颈静脉轻度充盈。胸廓无畸形,双肺叩诊呈过清音,双肺触诊语音震颤减弱,可闻及呼气相哮鸣音。心界不大,心率110 次/min,律齐,各瓣膜未闻及病理性杂音。腹平软,肝脾肋下未触及,全腹无明显压痛、反跳痛,腹水征阴性。双下肢无水肿。

5. **辅助检查**　血常规:Hb 126 g/L,WBC 12×10^9/L,N% 80%。血气分析:PaO_2 54.9 mmHg,$PaCO_2$ 64.7 mmHg,血 pH 7.117、HCO_3^- 20.5 mmol/L(FiO_2 41.0%),血 Na^+ 142 mmol/L。

一、病史采集

作为急诊医生,接诊该患者时,应了解哪些病史信息(表 9-1)?

表9-1 病史采集评分

询问内容		考官提供信息	分值	扣分
一、主要症状描述、病情演变(15分)				
1.3年前哮喘症状	诱因	气候变化时易出现	1	
	咳嗽咳痰	频次、程度、痰液性质、痰量	1	
	气短	程度、诱因	1	
	其他伴随症状	有无发热等	1	
	有鉴别意义的症状	无胸痛、心悸,无咯血、晕厥等	3	
	诊疗经过	按"上呼吸道感染"治疗可缓解	1	
2.近2d来症状加重的问诊	诱因	受凉感冒	1	
	程度	较前加重	1	
	持续时间	持续性	1	
	缓解因素	无	1	
	其他伴随症状	发绀、精神烦躁	2	
	诊疗经过	于诊所输液治疗(具体用药不详)	1	
二、有无相关病史(3分)				
1.有无高血压病史		无	1	
2.有无冠心病病史		无	1	
3.有无脑血管病病史		无	0.5	
4.有无高脂血症病史		无	0.5	
三、家族史(2分)		父母已故,父亲死于呼吸衰竭,母亲不详。配偶及儿子体健	2	
四、生活方式、心理及社会因素(5分)				
1.是否吸烟		不吸烟	1	
2.饮食、饮酒情况		喜油炸食品,不嗜酒	1	
3.运动情况		不运动	1	
4.体重情况		近期体重无明显增减	0.5	
5.睡眠情况		夜间睡眠差	0.5	
6.二便情况		大小便如常	0.5	
7.是否有影响疾病的心理、社会因素		家庭和睦,社会关系好,有焦虑情绪	0.5	
合计			25	

二、体格检查

1. 针对患者目前病情,应做哪些必要的体格检查(表9-2)?

表9-2 体格检查评分(口述)

询问内容	考官提供信息	分值	扣分
一、一般项目(2分)			
1. 体温、脉搏、呼吸	T 36.8 ℃,P 110 次/min,R 28 次/min	0.5	
2. 神志	烦躁	0.5	
3. 皮肤黏膜颜色	唇舌、口周皮肤及指端发绀	0.5	
4. 神经系统检查	四肢肌力、肌张力正常	0.25	
5. 有无眼睑水肿	无	0.25	
二、重点查体(13分)			
1. 身高、体重	身高 165 cm,体重 60 kg,BMI 22 kg/m²	1	
2. 血压	116/70 mmHg(应两侧对比,可口述,未强调双侧扣1分)	2	
3. 颈部血管检查	颈静脉轻度充盈	1	
4. 双肺呼吸音	双肺叩诊呈过清音,双肺触诊语音震颤减弱,可闻及呼气相哮鸣音	2	
5. 心脏检查(心界、心率、心律、心音、杂音、心包摩擦音等,需描述具体项目至少6项)	心界不大,心率 110 次/min,律齐,心音低,各瓣膜听诊区未闻及病理性杂音,无心包摩擦音	5	
6. 腹部查体	无异常	1	
7. 有无双下肢水肿	双下肢无水肿	1	
合计		15	

2. 请根据患者情况,给患者测量血压(表9-3)。

表9-3 血压测量评分

评分要点		分值	扣分
测量前沟通与注意事项(1分)	1. 解释血压测量的目的	0.5	
	2. 注意事项,如排尿、禁烟酒咖啡、休息至少5 min 等	0.5	

续表 9-3

评分要点		分值	扣分
体位与血压计同一水平(1分)	1. 坐位或仰卧位,暴露恰当,肘部、血压计"0"点与心脏在同一水平	0.5	
	2. 检查血压计水银柱是否在"0"点、有无气泡	0.5	
气袖位置(1.5分)	1. 触诊确定肱动脉位置,气袖中央在肱动脉表面,松紧合适	1	
	2. 气袖下缘在肘窝上 2~3 cm,听诊器体件置于肱动脉搏动处(不能塞于气袖下)	0.5	
测量方法(1.5分)	1. 边充气边听诊至肱动脉搏动消失,水银柱再升高 30 mmHg,缓慢放气(2~3 mmHg/s)	1	
	2. 双眼平视观察水银柱读数尾数应为 0、2、4、6、8	0.5	
合计		5	

三、病例分析

你认为患者需要完善的检查、初步诊断、存在的健康问题,以及目前的治疗措施有哪些(表9-4)?

表 9-4 病例分析评分

询问内容	考官提供信息	分值	扣分
一、需要完善的检查(包括需要转诊上级医院的必要检查)(6分)			
1. 血常规	Hb 126 g/L,WBC 12×10^9/L,N% 80%	1	
2. 尿常规、大便常规	正常	1	
3. 血气分析	PaO_2 54.9 mmHg,$PaCO_2$ 64.7 mmHg,血 pH 7.117、HCO_3^- 20.5 mmol/L(FiO_2 41.0%),血 Na^+ 142 mmol/L	1	
4. 心电图	窦性心律,大致正常心电图	0.5	
5. 胸部 CT	暂未查	0.5	
6. 心脏彩超	暂未查	0.5	
7. 肺功能检查	暂未查(支气管舒张试验、支气管激发试验)	0.5	
8. 血及痰培养	暂未查	0.5	
9. 合理补充项	皮肤变应原检测(病情控制后);纤维支气管镜(必要时)	0.5	

续表 9-4

询问内容		考官提供信息	分值	扣分
二、初步诊断、存在的健康问题(11 分)				
1. 初步诊断		(1)支气管哮喘急性发作期	3	
		(2)Ⅱ型呼吸衰竭	3	
		(3)窦性心动过速	1	
2. 存在的健康问题		(1)喜油炸食品	1	
		(2)缺乏运动	1	
		(3)焦虑情绪	1	
		(4)未规律就诊,未明确诊断及用药	1	
三、目前的治疗措施(8 分)				
1. 急诊及院内治疗		(1)50 mmHg≤$PaCO_2$≤60 mmHg,合理氧疗,严格控制FiO_2,原则上应低浓度吸氧(<35%)吸氧	0.5	
		(2)畅通气道:清除气道分泌物、吸痰、药物祛痰等措施	0.5	
		(3)解除气管痉挛:首选雾化吸入短效 β 受体激动剂治疗,必要时甲泼尼龙琥珀酸钠 40 mg 静脉推注	0.5	
		(4)60 mmHg≤$PaCO_2$<80 mmHg 且无无创通气禁忌,给予无创通气治疗;患者出现意识障碍、误吸危险性高、呼吸道保护能力差、气道分泌物清除障碍和多器官功能衰竭时,给予有创机械通气,并转 ICU 进一步治疗	0.5	
2. 非药物治疗		(1)脱离变应原及冷空气	1	
		(2)保持环境空气清新	1	
		(3)注意保暖,预防受凉感冒	1	
		(4)必要时合理氧疗	1	
		(5)注意休息,避免剧烈运动	1	
		(6)规律吸入支气管扩张剂及糖皮质激素控制病情	0.5	
		(7)哮喘的健康教育与管理	0.5	
合计			25	

第十章

急性呼吸窘迫综合征

第一节　急性呼吸窘迫综合征的基本知识

一、急性呼吸窘迫综合征的定义

急性呼吸窘迫综合征（acute respiratory distress syndrome，ARDS）是一种由肺部炎症而非心源性肺水肿引起的急性低氧性呼吸衰竭的临床综合征。它于 1967 年首次在 12 名因非心源性肺水肿引起的突发性呼吸衰竭患者中被报道。这些患者都没有潜在的肺部疾病，并且在感染诱发因素数日后，迅速发展为急性低氧血症、僵硬肺和胸片上弥漫性双侧肺泡浸润。由此，人们开始了对 ARDS 的探索（图 10-1）。

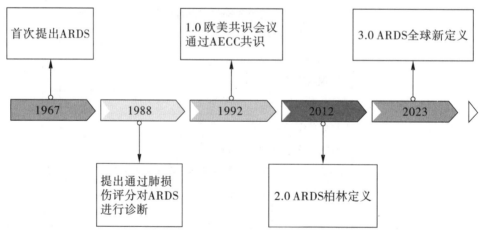

图 10-1　ARDS 定义的演变

1988 年 Murray 等通过肺损伤评分对 ARDS 进行诊断，该评分包括四部分：X 射线胸片表现，低氧血症评分（氧合指数），呼气末正压（positive end-expiratory pressure，PEEP），呼吸系统顺应性。该标准具有一定的局限性，如未排除心源性肺水肿导致的低氧，未涉及发病危险因素，以及判断预后能力差等。此后，ARDS 的临床定义进行了多次修订。

1. ARDS 定义 1.0——AECC 共识　首先是 1992 年由美国胸科学会和欧洲重症医学

学会(ESICM)召集的美欧共识会议(AECC)制定的 ARDS 共识(表 10-1)。

表 10-1　AECC 共识

项目	AECC 共识
时间	急性起病
ALI 分类	$PaO_2/FiO_2 \leq 300$ mmHg
氧合指数	$PaO_2/FiO_2 \leq 300$ mmHg(无论 PEEP)
胸部影像学	胸片示双侧弥漫性浸润
PAWP	测量 PAWP≤18 mmHg,或无临床证据提示左心房高压
危险因素	无

经过临床实践及研究发现,AECC 共识存在的问题包括:①急性肺损伤的时间标准存在不确定性;②缺乏明确的标准区别 PaO_2/FiO_2 对不同通气参数设置的敏感性;③缺乏急性肺损伤与 ARDS 的鉴别标准;④胸部影像学标准可靠性差;⑤难以区分流体静力性肺水肿等。

2. ARDS 定义 2.0——柏林定义　2012 年由 ESICM 在柏林召集的 ARDS 定义工作组对 AECC 定义进行了修改,该定义能够一致和准确地识别具有相似特征的患者,以进行临床护理和流行病学、观察性以及干预性研究(表 10-2)。

表 10-2　柏林定义

项目	柏林定义
发病时机	在已知诱因后,或新出现或原有呼吸系统症状加重后 1 周内发病
胸部影像学[a]	双肺透光度减低,且不能完全用胸腔积液、肺不张或结节来解释
肺水肿来源	无法用心功能衰竭或液体负荷过多解释的呼吸衰竭,如果没有危险因素,则需要客观评估(如心脏超声检查)排除静水压升高的肺水肿
低氧血症[b]	轻度:PEEP/CPAP≥5 cmH_2O 时,200 mmHg<PaO_2/FiO_2≤300 mmHg[c] 中度:PEEP/CPAP≥5 cmH_2O 时,100 mmHg<PaO_2/FiO_2≤200 mmHg 重度:PEEP/CPAP≥5 cmH_2O 时,PaO_2/FiO_2≤100 mmHg

注:CPAP 即持续气道正压;PEEP 即呼气末正压;a. 胸片或 CT 扫描;b. 如果海拔超过 1000 m,应根据如下公式进行校正:[PaO_2/FiO_2×(大气压/760)];c. 轻度 ARDS 患者可能接受无创通气。

尽管 ARDS 柏林定义是向前迈出的重要一步,但在发布后不久它的一些局限性就得到了承认。具体来说,胸部 X 射线摄影和计算机断层扫描在某些临床环境中不可用;在没有机械通气条件的地方,无法满足其对无创或有创通气的要求等。

3. ARDS 定义 3.0——全球新定义　随着新型冠状病毒感染的全球大爆发,ARDS 的发病率也随之激增,在资源匮乏的地区由于辅助诊断仪器的缺乏以及经鼻高流量氧疗

(HFNO)的广泛应用,柏林定义已无法满足临床的需求,新的 ARDS 定义应运而生(表10-3)。

表 10-3　ARDS 的全球新定义

项目	ARDS 全球新定义
时间	在已知诱因后 1 周以内发病
氧合	● 非气管插管的 ARDS: $PaO_2/FiO_2 \leqslant 300$ mmHg 或 $SpO_2/FiO_2 \leqslant 315$ 且 $SpO_2 \leqslant 97\%$, HFNO $\geqslant 30$ L/min,或 NIV/CPAP PEEP$\geqslant 5$ cmH_2O ● 气管插管的 ARDS: 轻度:200 mmHg<$PaO_2/FiO_2 \leqslant 300$ mmHg 或 $235 \leqslant SpO_2/FiO_2 \leqslant 315$,且 $SpO_2 \leqslant 97\%$ 中度:100 mmHg<$PaO_2/FiO_2 \leqslant 200$ mmHg 或 $148 \leqslant SpO_2/FiO_2 \leqslant 235$,且 $SpO_2 \leqslant 97\%$ 重度:$PaO_2/FiO_2 \leqslant 100$ mmHg 或 $SpO_2/FiO_2 \leqslant 148$,且 $SpO_2 \leqslant 97\%$ 资源有限地区:$SpO_2/FiO_2 \leqslant 315$,且 $SpO_2 \leqslant 97\%$
PEEP	HFNO $\geqslant 30$ L/min,或轻度:NIV/CPAP 通气时 PEEP$\geqslant 5$ cmH_2O 中重度:间歇指令通气(IMV)通气时 PEEP$\geqslant 5$ cmH_2O
肺部影像学	X 射线、CT 示双肺致密影,或肺部超声示双侧 B 线和(或)肺实变不能用胸腔积液、肺叶/肺塌陷或结节完全解释
肺水肿来源	呼吸衰竭不能完全由心力衰竭或液体过负荷来解释

二、病因及发病机制

　　ARDS 是一种急性、弥漫性、炎症性肺损伤,由肺炎、非肺部感染、创伤、输血、烧伤、误吸或休克等危险因素诱发。由此造成的损伤导致肺血管和上皮通透性增加,肺水肿和重力依赖性肺不张所有这些都导致通气肺组织的减少。临床特征为动脉低氧血症和弥漫性影像学阴影,伴分流增加、肺泡死腔增加和肺顺应性降低。临床表现受医疗管理(体位、镇静、肌松和体液平衡)的影响。组织学表现各不相同,可能包括肺泡内水肿、炎症、透明膜形成和肺泡出血。

三、ARDS 的管理策略

　　目前,ARDS 的发病机制尚未完全阐明,针对 ARDS 病理生理学原理(如炎症、凝血、氧化应激和内皮损伤)的研究虽层出不穷,但缺乏突破性的进展。迄今为止,小潮气量、限制平台压及滴定合适 PEEP 的肺保护机械通气策略仍是 ARDS 最重要的治疗手段。根据《中国成人急性呼吸窘迫综合征(ARDS)诊断与非机械通气治疗指南(2023)》,将

ARDS 治疗分为病因治疗、呼吸支持、液体管理、药物治疗等。

1. 病因治疗 一方面要积极控制感染,其措施主要包括充分引流感染灶、有效地清创和使用合理的抗菌药物等。另一方面要调控机体炎症反应,ARDS 作为机体过度炎症反应的后果,全身性炎症反应是其根本原因,调控炎症反应不但是 ARDS 病因治疗的重要手段,而且也可能是控制 ARDS、降低病死率的关键。

2. 呼吸支持 采用肺保护性通气、俯卧位通气以及 ECMO 治疗来保证呼吸支持治疗。肺保护性通气中的机械通气是 ARDS 患者最重要的支持治疗手段,是影响 ARDS 患者预后的关键因素。对所有 ARDS 患者均建议常规使用小潮气量(6 mL/kg)、低平台压(<30 cmH$_2$O)的通气策略。俯卧位通气可以改善氧合,增加复吸潜力,减少肺泡过度扩张面积,从而确保肺部更均匀的通气,并可能减少呼吸机引起的肺损伤。指南推荐中重度 ARDS 患者在常规治疗的基础上实施俯卧位通气,每天不少于 12 h(强推荐,中等质量证据)。对于俯卧位通气仍无法改善低氧的 ARDS 患者,可考虑进行体外膜氧合(ECMO)治疗,通常采用的模式是 V-V ECMO。ECMO 可看成是机械通气治疗的延伸,其治疗效果目前仍有争议。目前 V-V ECMO 治疗 ARDS 的指征:重度 ARDS,诱因可逆,机械通气时间在 7 d 以内。PaO$_2$/FiO$_2$<50 mmHg 维持 3 h 以上;或 PaO$_2$/FiO$_2$ 小于 80 mmHg 维持 6 h 以上;或 pH<7.25,RR 设置在 35 次/min 时,PaCO$_2$≥60 mmHg 维持 6 h 以上。

3. 液体管理 疾病早期炎症因子大量释放,往往导致血管舒张、血容量不足、心肌抑制、代谢需求增加及组织氧利用障碍进一步诱发器官功能障碍(包括 ALI),此时组织灌注不足,往往需要进行液体复苏纠正休克并维持组织灌注。一旦机体炎症反应和抗炎反应的平衡恢复,机体恢复内稳态,休克纠正,心排血量增加,组织灌注恢复正常。指南专家组建议在 ARDS 患者循环稳定的基础上采取限制性液体管理策略(有条件推荐,低证据质量)。

4. 药物治疗 指南推荐中重度的 ARDS 患者在诊断后的 24 h 内加用糖皮质激素治疗(1~2 mg/kg 强的松当量),用药时间 1 周以内,或根据临床需要决定糖皮质激素的剂量和用药时间(有条件推荐,中等质量证据)。此外,还建议在轻中度 ARDS 患者在诊断后的 24 h 内加用 4.8 mg/(kg·d)的中性粒细胞弹性蛋白酶抑制剂治疗,疗程不超过 14 d;以及使用低分子肝素、NO 吸入治疗等。

5. 其他 ARDS 患者还应注意镇静与肌松药物的使用、防治深静脉及肺动脉血栓形成、营养支持治疗等。

四、ARDS 的中医治疗

中医学无与 ARDS 对应的病名,据其"喘息、张口抬肩、鼻翼煽动、呼吸困难"的临床表现,属中医学"喘证""脱证"的范畴。此次新型冠状病毒感染中,中医药治疗发挥了重要作用。相关数据显示,中医在治疗新型冠状病毒感染临床总有效率达 90% 以上,且对轻症、普通型患者,中医药可以完全治疗。中医对 ARDS 的治疗主要采用辨证施治的方法,结合针灸、中药敷贴、中药熏洗等多种疗法。

1. 中药治疗　根据患者病情的不同阶段,采用不同的中药治疗方案。例如,在早期阶段,可以采用清热解毒、宣肺通腑的中药,如金银花、连翘、石膏等;在中期阶段,可以采用活血化瘀、行气止痛的中药,如桃仁、红花、延胡索等;在晚期阶段,可以采用补气养阴、益肺健脾的中药,如人参、麦冬、山药等。

2. 针灸治疗　针灸可以起到调节人体气血的作用,对于 ARDS 患者,可以选择针灸肺俞、合谷、足三里等穴位,以缓解呼吸困难的症状。

3. 中药敷贴　将中药制成敷贴剂型,外敷于特定穴位或患处,如三伏贴、三九贴等,以缓解 ARDS 患者的症状。

4. 中药熏洗　将中药煎煮后,用蒸汽熏蒸胸部,同时配合全身擦洗,以达到疏通经络、清热解毒的目的。

第二节　急性呼吸窘迫综合征的接诊路径

【案例】

(一)病历资料

1. **现病史**　患者,女性,28 岁,因"咳嗽、咳痰伴发热 4 d,加重伴胸闷、气喘 0.5 d"急诊就医。血常规、动脉血气已查尚未回报结果。根据目前资料,考虑初步诊断为"重症肺炎、呼吸衰竭"。

2. **既往史**　既往体健。

3. **体格检查**　T 38 ℃,P 120 次/min,R 36 次/min,BP 100/60 mmHg,SpO$_2$ 75%（FiO$_2$ 49%）,烦躁不安,口唇明显发绀,双下肺呼吸音明显减低,腹平软,无压痛和反跳痛,肝脾肋下未触及,双下肢无水肿。

4. **实验室检查**

(1)胸部 X 线片提示双下肺炎症。

(2)血常规检查:WBC 13.4×10^9/L,N% 97.6%,Hb 11.4 g/L,PLT 180×10^9/L。

(3)血糖:7.2 mmol/L。

(4)血气分析（面罩吸氧 8L/min）:pH 7.46,PO$_2$ 41 mmHg,PaCO$_2$ 28 mmHg,SaO$_2$ 89%。

(5)肾功能检查:BUN 5 μmol/L,Cr 79 μmol/L。

(6)电解质和凝血功能均正常。

(二)诊治经过

患者入院后予吸氧、心电、血压、指脉氧监测,给予经口气管插管接呼吸机辅助通气(小潮气量肺保护性通气、应用肌松药降低呼吸机对抗）、抗感染（经验性给予喹诺酮类莫西沙星抗感染治疗，并留取痰标本送检）、激素抗炎、器官保护、维持内环境稳定等综合治疗。

一、病史采集

作为急诊科医生，接诊该患者时，应了解哪些病史信息（表10-4）？

表10-4 病史采集评分

询问内容		考官提供信息	分值	扣分
一、主要症状描述、病情演变（15分）				
1.现病史	诱因	近期有无发热，有无尿频、尿急，有无腹痛、腹泻	1	
	主要症状	喘憋	2	
	持续时间	呈持续性	1	
	其他伴随症状	咳嗽、咳痰	2	
	有鉴别意义的症状	有无端坐呼吸，有无哮鸣音	4	
	诊疗经过	无	2	
	目前一般情况	饮食、睡眠、大小便可	2	
2.其他伴随症状		其他合理的伴随症状也可	1	
二、有无相关病史（3分）				
1.有无高血压病史		无	1	
2.有无糖尿病病史		无	1	
3.有无脑血管病病史		无	1	
三、家族史（2分）		有无相关疾病史	2	
四、生活方式、心理及社会因素（5分）				
1.是否吸烟		无	1	
2.饮食、饮酒		不嗜酒	1	
3.体重情况		体重无明显变化	1	
4.睡眠情况		夜间睡眠可	0.5	
5.二便		正常	0.5	
6.是否有影响疾病的心理、社会因素		家庭和睦，社会关系好	1	
合计			25	

二、体格检查

针对患者目前病情,应做哪些必要的体格检查(表 10-5)?

表 10-5　体格检查评分(口述)

询问内容	考官提供信息	分值	扣分
一、一般项目(2分)			
1.体温、脉搏、呼吸、血压	T 38 ℃,P 120 次/min,R 36 次/min,BP 100/60 mmHg	0.5	
2.神志	烦躁不安	0.5	
3.皮肤黏膜颜色	口唇明显发绀	0.5	
4.神经系统检查	无法完全配合	0.25	
5.有无眼睑水肿	无	0.25	
二、重点查体(13分)			
1.身高、体重	暂未测	1	
2.氧合指数	SPO_2 75%(FiO_2 49%)	2	
3.颈部血管检查	颈静脉无怒张,颈动脉未闻及明显血管杂音	1	
4.双肺呼吸音	双肺呼吸音明显减低	1	
5.心脏检查(心界、心率、心律、心音、杂音、心包摩擦音等,需描述具体项目至少6项)	心界不大,HR 120 次/min,未闻及异常心音及瓣膜音	6	
6.腹部查体	腹平软,肝脾肋下未触及	1	
7.有无双下肢水肿	无	1	
合计		15	

三、技能操作

若对该患者进行气管插管,应如何操作(表 10-6)?

表 10-6　成人气管插管考核评分

项目	操作要求	分值	扣分
物品准备	术者戴手套(1分)。患者体位摆放得当,抬颌推额,气道开放满意(2分);体位保持好、无回位(2分)	5	
	去氮给氧:动作正确,面罩位置恰当,通气时无漏气(5分)	5	
	准备动作流畅、操作轻柔(2.5分),相关物品放置有序(2.5分)	5	
	选择合适的气管导管(1分),检查充气套管囊是否漏气,气管导管塑型满意(1分),充分润滑气管导管(1分);喉镜镜片选择得当(1分),检查喉镜灯光良好(1分),关闭灯光备用(1分);准备牙垫(1分);准备胶布(1分);挂听诊器(1分);连接吸引器并检查负压(1分)	10	
	惩罚分:物品准备时间超过 2 min(扣 25 分),喉镜故障不亮灯(扣25 分);准备顺序颠倒(扣2.5分),未发现套囊漏气的导管用于插管(扣10分),导丝超过气管导管开口(扣25分)		
插管操作	喉镜使用得当,手柄握位恰当(5分),镜片深度适中(2.5分),不能有撬动门齿的声音(5分),声门暴露充分(2.5分)	15	
	气管导管进入深度适当(21~23 cm),未出现单肺通气(10分)	10	
	气管插管须一次进入、一次成功,喉镜暴露声门或者插入导管过程中不能有重复操作动作(扣10分)或误入食道(扣20分)	20	
	充气套囊压力适中(2.5分),接复苏球囊正压通气	2.5	
	听诊双肺尖确认导管位置正确(2.5分),正确放置牙垫(固定翼不可压迫口唇)并撤出喉镜(2.5分);轻柔复位头颅无摔响(2.5分);正确固定导管(胶布长短合适、粘贴牢靠、不可粘住嘴唇)(2.5分)	10	
	插管时间:从开始插管(打开喉镜)至插管完毕、开始第一次捏皮球有效人工通气为止,操作全过程要求不可超过20 s(15分,扣分标准为计时若每超过1 s钟扣1分,扣完为止)	15	
	奖励分:插管时间<10 s(奖 2.5 分);在 10~15 s(奖 1.25 分);在15~20 s(奖 0.5分)	2.5	
	惩罚分:插管后套囊未充气就进行球囊正压通气(扣10分);未听诊确认插管成功即放置牙垫、退出喉镜(扣10分);未认真确认插管位置即固定导管、最后发现误入食道(扣20分);插管失败后未及时改用球囊加面罩给氧即再次操作(扣20分)		
评语			
合计		100	

第十一章

急性肺栓塞

第一节 急性肺栓塞的基本知识

【定义】

急性肺栓塞(pulmonary embolism,PE)是由内源或外源性栓子阻塞肺动脉引起肺循环和右心功能障碍的临床综合征,包括肺血栓栓塞症、脂肪栓塞综合征、羊水栓塞、空气栓塞、肿瘤栓塞等;其中肺血栓栓塞症(pulmonary thromboembolism PTE)是最常见的急性肺栓塞类型。

【诊断标准】

肺栓塞的诊断标准包括病史、临床表现、实验室检查、影像学检查等。

1. 病史　多数肺栓塞患者有久坐、长期卧床、外伤或手术史、恶性肿瘤病史、服用雌激素类药物(如戊酸雌二醇、炔雌醚等)、静脉血栓病史等。

2. 临床表现　肺栓塞患者一般有呼吸困难、胸痛、咯血、咳嗽、晕厥、大汗淋漓、烦躁不安、四肢湿冷等症状,以及嘴唇皮肤发绀、发热、血压下降、肺部哮鸣音或细湿啰音、心动过速、肺动脉瓣区第二音亢进或分裂、三尖瓣区收缩期杂音、患肢肿胀等体征。

3. 实验室检查　血浆 D-二聚体对血栓形成具有很高的敏感性。急性肺血栓栓塞症时 D-二聚体升高,若其含量正常;大部分肺栓塞的动脉血气分析常表现为低氧血症、低碳酸血症,肺泡-动脉血氧分压差增大。

4. 影像学检查　X 射线胸片主要用于初步判断肺动脉形态、心脏大小、肺组织改变、胸腔有无积液等;超声心动图对提示肺血栓栓塞症和除外其他心血管疾病以及进行急性肺血栓栓塞症危险度分层有重要价值。若在右心房或右心室发现血栓,同时患者临床表现符合肺血栓栓塞症,即可做出诊断。磁共振成像和磁共振肺动脉造影可以直接显示肺动脉内的栓子及肺血栓栓塞症所致的低灌注区,可确诊;但对肺段以下水平的肺血栓栓塞症诊断价值有限。可用于肾功能严重受损、对碘造影剂过敏或妊娠患者。肺动脉造影是肺血栓栓塞症诊断的"金标准"。

【病情评估】

对怀疑急性肺栓塞的患者的诊断依赖于临床评估和客观检查。

1. 初始危险分层　存在休克或持续性低血压即为可疑高危急性肺栓塞;若无休克或持续性低血压即为可疑非高危急性肺栓塞。休克或持续性低血压是指收缩压<90 mmHg和(或)下降≥40 mmHg,并持续 15 min 以上,排除新发心律失常、血容量下降、脓毒血症。

2. 逐级选择检查手段明确诊断

(1)伴休克或持续性低血压的可疑急性肺栓塞:诊断首选 CT 肺动脉造影,应与急性血管功能障碍、心包填塞、ACS 和主动脉夹层鉴别诊断。如因患者或医院条件所限无法行 CT 肺动脉造影,则首选床旁超声心动图检查,以发现急性肺动脉高压和右心室功能障碍的证据。

(2)不伴休克或持续性低血压的可疑急性肺栓塞

1)临床可能评估:常用 2014 ESC 指南给出的简化版 Wells 评分和修正的日内瓦(Geneva)评分,简化版 Wells 评分≥2 分,修正的日内瓦(Geneva)评分≥3 分,PE 可能性高。

2)初始危险分层:存在休克或持续性低血压即为可疑高危急性肺栓塞;若无休克或持续性低血压即为可疑非高危急性肺栓塞。休克或持续性低血压是指收缩压<90 mmHg和(或)下降≥40 mmHg,并持续 15 min 以上,排除新发心律失常、血容量下降、脓毒血症。

3)逐级选择检查手段明确诊断:①临床概率为低或急性肺栓塞可能性小的患者,高敏法检测 D-二聚体水平正常,可排除急性肺栓塞。②临床概率为中的患者,中敏法检测D-二聚体阴性,需进一步检查;临床概率为高的患者直接行 CT 肺动脉造影明确诊断。③CT 肺动脉造影对 PE 诊断具有较高的准确性,可发现临床意义不明确的无症状 PE。④低概率或高概率通气灌注扫描成像分别有助于排除或确认 PE。

【治疗】

1. 溶栓治疗　尿激酶20 000 IU/(kg·2 h)静脉滴注;rt-PA 50~100 mg 持续静脉滴注 2 h,体重<65 kg 的患者总剂量不超过 1.5 mg/kg。

(1)溶栓禁忌证:①绝对禁忌证,出血性卒中;6 个月内缺血性卒中;中枢神经系统损伤或肿瘤;近 3 周内重大外伤、手术或头部损伤;1 月内消化道出血;已知的出血高风险患者。②相对禁忌证,6 月内短暂性脑缺血发作;口服抗凝药物;妊娠或分娩后 1 周;不能压迫止血部位的血管穿刺;近期曾行心肺复苏;难以控制的高血压(收缩压>180 mmHg);严重肝功能不全;感染性心内膜炎;活动性溃疡。

(2)溶栓时间窗:急性肺栓塞发病 48 h 内开始溶栓治疗。

(3)溶栓桥接抗凝:溶栓治疗结束后,每 2~4 h 测定 APTT,水平低于基线值的 2 倍(或<80 s)时,开始规范肝素治疗。常规使用普通肝素或低分子肝素。

2. 抗凝治疗

(1)肠道外抗凝剂

1)普通肝素:首先给予负荷剂量 2000~5000 U 或 80 U/kg 静脉注射,继之以18 U/(kg·h)持续静脉滴注。在初始24 h 内每每4~6 h 测定 APTT 1 次,并根据 APTT调整普通肝素的剂量,每次调整剂量后 3 h 再测定 APTT,使其尽快达到并维持于正常值的 1.5～2.5 倍。治疗达到稳定水平后,改为每日测定 APTT 1 次。

2)低分子肝素:4000～8000 U/12 h 皮下注射。

3)磺达肝癸钠:2.5 mg 皮下注射,1 次/d。

(2)口服抗凝剂:应尽早给予口服抗凝药物,最好与肠道外抗凝剂同日使用。

1)华法林:初始剂量为 1～3 mg;应与普通肝素、低分子肝素或磺达肝癸钠重叠应用 5 d 以上;当国际标准化比值(INR)达到目标范围(2.0～3.0)并持续 2 d 以上时,停用普通肝素、低分子肝素或磺达肝癸钠。

2)非维生素 K 依赖的新型口服抗凝药:利伐沙班和阿哌沙班可作为单药治疗(不需合用肠道外抗凝剂),但急性期治疗的前 3 周(利伐沙班)或前 7 d(阿哌沙班)需增加口服剂量。达比加群和依度沙班必须联合肠道外抗凝剂应用。

3.外科血栓清除术　用于高危急性肺栓塞和选择性中高危急性肺栓塞的治疗,尤其对于溶栓禁忌或失败的患者。

4.经皮导管介入治疗　适用于溶栓绝对禁忌证的患者。

5.静脉滤器　不推荐急性肺栓塞患者常规置入下腔静脉滤器。

第二节　急性肺栓塞的接诊路径

【案例】

1.**现病史**　患者,男性,59 岁,农民。阵发性胸闷、憋气 2 d,活动后出现晕厥 1 次。患者于 2 d 前出现胸闷、憋气,无胸痛,无恶心呕吐,无四肢抽搐;无咳嗽咳痰,无意识障碍,无发热;近 2 d 来胸闷憋气呈阵发性发作,期间活动后出现晕厥 1 次;未在意;今来诊。自发病以来,患者精神、饮食可,睡眠正常,体重无明显变化。

2.**既往史**　既往患有冠心病病史 5 年,心房颤动、心功能不全病史 3 年,无高血压、糖尿病病史,无肝炎结核病史。

3.**生活方式**　无烟酒嗜好,无不良生活方式,缺乏运动。

4.**婚育家族史**　25 岁结婚,配偶体健,育有 1 子 1 女,子女身体均健康。父母健在。

5.**体格检查**　T 36.8 ℃,P 103 次/min,R 22 次/min,血压 130/80 mmHg,急性病容,喘息状。口唇发绀。皮肤黏膜无黄染,无出血点及瘀斑,浅表淋巴结未触及。双肺可闻及湿啰音,心尖搏动正常,未触及震颤,心界不大,心率平均 110 次/min,心律不齐,心音强弱不等,各瓣膜听诊区未闻及病理性杂音。腹平软,肝脾不大,双下肢无水肿。

6.**辅助检查**　血常规:血红蛋白正常,白细胞计数 $1.2×10^9$/L,中性粒细胞百分比 71%,血小板正常。胸部正侧片:心肺未见异常。心电图:心房颤动,HR 平均 110 次/min。

7.**诊断**　①肺栓塞;②心房颤动;③心功能不全;④冠心病。

8.**治疗过程** 入院后予强心、利尿、扩冠、控制心室率、抗凝及对症治疗等措施,于入院3h后再发晕厥1次,给予紧急抢救后行急症肺动脉CTA示急性肺栓塞;给予溶栓及抗凝治疗后好转出院。出院后1年随访,患者于半年前曾发右上肢栓塞1次。

一、病史采集

作为急诊科医生,接诊该患者时,应了解哪些病史信息(表11-1)?

表11-1 病史采集评分

询问内容		考官提供信息	分值	扣分
一、主要症状描述、病情演变(16分)				
临床症状	诱因	无	2	
	胸闷憋气	发作次数、持续时间	3	
	晕厥	发作次数、持续时间	3	
	其他伴随症状	呼吸困难、口唇发绀、双肺湿啰音	3	
	有鉴别意义的症状	无胸痛,无恶心呕吐,无四肢抽搐	3	
	诊疗经过	强心、利尿、扩冠、控制心室率等对症支持	2	
二、有无相关病史(3分)				
1.有无高血压病史		无	0.5	
2.有无冠心病病史		有	0.5	
3.有无脑血管病病史		无	0.5	
4.有无高脂血症病史		无	0.5	
5.有无心房颤动病史		有	0.5	
6.有无心功能不全病史		有	0.5	
三、家族史(1分)		父母健在	1	
四、生活方式、心理及社会因素(5分)				
1.是否吸烟		无	1	
2.是否饮酒		无	1	
3.运动情况		缺乏运动	1	
4.体重情况		体重无明显变化	0.5	
5.睡眠情况		夜间睡眠好	0.5	
6.二便情况		二便如常	0.5	
7.是否有影响疾病的心理、社会因素		家庭和睦,社会关系好	0.5	
合计			25	

二、体格检查

1. 针对患者目前病情,应做哪些必要的体格检查(表 11-2)?

表 11-2　体格检查评分(口述)

询问内容	考官提供信息	分值	扣分
一、一般项目(2分)			
1.体温、脉搏、呼吸	T 36.8 ℃,P 103 次/min,R 22 次/min	0.5	
2.神志	清楚	0.5	
3.皮肤黏膜颜色	皮肤温度正常,口唇发绀	0.5	
4.神经系统检查	四肢肌力、肌张力正常	0.25	
5.有无眼睑水肿	无	0.25	
二、重点查体(13分)			
1.血压	血压 130/80 mmHg(应两侧对比,可口述,未强调双侧扣1分)	2	
2.颈部血管检查	颈静脉无怒张,颈动脉未闻及明显血管杂音	2	
3.双肺呼吸音	双肺呼吸音粗,闻及湿啰音	1	
4.心脏检查(心界、心率、心律、心音、杂音、心包摩擦音等,需描述具体项目至少6项)	心尖搏动正常,未触及震颤,心界不大,心率平均110 次/min,心律不齐,心音强弱不等,各瓣膜听诊区未闻及病理性杂音	6	
5.腹部查体	无异常	1	
6.有无双下肢水肿	无	1	
合计		15	

2. 请根据患者情况,给患者测量血压(表 11-3)。

表 11-3　血压测量评分

评分要点		分值	扣分
测量前沟通与注意事项(1分)	1.解释血压测量的目的	0.5	
	2.注意事项,如排尿、禁烟酒咖啡、休息至少5 min 等	0.5	
体位与血压计同一水平(1分)	1.坐位或仰卧位,暴露恰当,肘部、血压计"0"点与心脏在同一水平	0.5	
	2.检查血压计水银柱是否在"0"点、有无气泡	0.5	

续表 11-3

评分要点		分值	扣分
气袖位置(1.5 分)	1. 触诊确定肱动脉位置,气袖中央在肱动脉表面,松紧合适	1	
	2. 气袖下缘在肘窝上 2~3 cm,听诊器体件置于肱动脉搏动处(不能塞于气袖下)	0.5	
测量方法(1.5 分)	1. 边充气边听诊至肱动脉搏动消失,水银柱再升高 30 mmHg,缓慢放气(2~3 mmHg/s)	1	
	2. 双眼平视观察水银柱读数尾数应为 0、2、4、6、8	0.5	
合计		5	

三、病例分析

你认为患者需要完善的检查、初步诊断、存在的健康问题及目前的治疗措施有哪些(表 11-4)?

表 11-4 病例分析评分

询问内容	考官提供信息	分值	扣分
一、需要完善的检查(包括需要转诊上级医院的必要检查)(6 分)			
1. 血常规	白细胞 1.2×10^9/L	1	
2. 尿常规、尿蛋白定量	正常	1	
3. 肺 CTA	肺栓塞	1	
4. 心电图	心房颤动	1	
5. 下肢血管超声	正常	0.5	
6. 生化全项	正常	0.5	
7. 胸片	正常	0.5	
8. 心脏彩超	心房增大,EF 40%	0.5	
二、初步诊断、存在的健康问题(11 分)			
1. 初步诊断	(1)肺栓塞	1	
	(2)心房颤动	1	
	(3)心功能不全	2	
	(4)冠心病	2	

续表 11-4

询问内容	考官提供信息	分值	扣分
2. 存在的健康问题	(1) 59岁以上男性	1	
	(2) 既往患有心房颤动、冠心病、心功能不全病史	1	
	(3) 缺乏运动	1	
	(4) 未规律就诊、用药,依从性较差	2	
三、目前的治疗措施(8分)			
1. 药物治疗	(1) 利伐沙班 10 mg po qd	1	
	(2) 螺内酯 20 mg po bid	1	
	(3) 阿托伐他汀 20 mg po qd	1	
	(4) 美托洛尔 25 mg po bid	1	
	(5) 单硝酸异山梨酯 20 mg po bid	1	
2. 非药物治疗	(1) 规律运动	0.5	
	(2) 低盐低脂饮食	0.5	
	(3) 保持心理平衡	0.5	
	(4) 监测心率	0.5	
	(5) 血压监测	0.5	
	(6) 其他	0.5	
合计		25	

第十二章

急诊医学的各种创伤

第一节　急诊医学各种创伤的基本知识

创伤广义指机械、物理、化学或生物等因素造成的机体损伤。狭义指机械性致伤因素作用于机体所造成的组织结构完整性破坏或功能障碍。

【分类】

按致伤原因(最常用)、按受伤部位、组织器官、按皮肤是否完整分类。

1. **按致伤因素分类**　①锐器:刺伤、切割。②钝性暴力:挫伤、挤压伤。③切线动力:擦伤、撕裂伤。④子弹、弹片:火器伤。⑤高压高速气浪:冲击伤。⑥多发伤:一个以上的部位或器官同时受伤。如坠落者同时发生脾破裂和骨折。但同一个部位或器官多处受伤(如股骨多段骨折)则不属于多发伤。⑦复合伤:人体同时遭受一个以上致伤因子的损伤。如火器伤既有热力的灼伤又有机械暴力的创伤。

2. **按受伤部位、组织器官分类**　①受伤部位:颅脑、胸部、腹部、肢体组织器官。②组织器官:软组织损伤、骨折、脱位、内脏破裂。

3. **组织器官按皮肤是否完整分类**　①闭合性创伤:皮肤保持完整无缺。②开放性创伤(open injury):皮肤破损出现伤口或创面。

4. **按伤情轻重分类**　分为轻度、中度、重度。

【预后的相关因素】

1. **创伤机制**　指导致创伤的暴力性质、大小、方向、作用部位、持续时间等。

2. 创伤后的处理是否及时、合理。

3. **受伤时机体状态**　突然遭受的创伤重于有防备的创伤,年迈多病者较年轻力壮预后差。

【诊断】

伤情判断接诊创伤患者(尤其是严重创伤患者)时要争分夺秒,突出一个"急"字,问诊和体检简明扼要,目的明确,以便迅速作出伤情的准确判断,争取抢救时间。

(一)病史的询问——"四问"

1. **"如何受伤的?"**　了解创伤机制,围绕创伤机制进行重点问诊,了解作用力的性质、大小、作用部位和持续时间,对诊断创伤有重要意义。

2.“哪里不适?” 了解伤后出现了哪些症状及其演变。

3.“做过哪些处理?” 了解院前处理是否及时、合理。

4.“有何重大病史?” 有无药物过敏史。

(二)体格检查

1.全身情况的检查 首先观察神志,测量生命体征,包括意识、瞳孔、脉搏、呼吸、血压等内容。

2.根据病史或某处突出的体征,重点检查。

3.仔细观察开放性伤口。

(三)辅助检查

1.实验室检查 血常规、尿常规、电解质等。

2.穿刺和导管检查 胸腔穿刺、腹腔穿刺等。

3.影像学检查 X 射线、CT、选择性血管造影、超声波。

(四)检查注意事项

发现严重情况,如窒息、大出血等,立即抢救。检查尽量简洁,病史询问和体检同时进行,不忽视不出声的患者。既重视症状明显的部位,也不忽视隐蔽的损伤(如左下胸损伤——肋骨骨折、脾破裂)。对于一时难以诊断清楚的损伤,边治疗、边观察。病史询问和体检是诊断创伤的重要手段,不能依赖辅助检查作伤情判断,以免延误抢救时机。

【救治】

1.目的 抢救生命,修复损伤的组织器官,恢复其生理功能。

2.急救措施 在处理复杂或多发伤时应优先处理危及生命的损害,其基本措施可概括为:“ABC”支持,即气道控制(airway control)、呼吸支持(breathing support)、循环支持(circulation support)。

3.急救顺序

(1)心搏骤停:行胸外(内)按压复苏。

(2)解除窒息:行气管切开、插管。

(3)制止大出血:局部填塞、压迫、止血带使用、开胸(腹)止血。

(4)封闭开放性气胸和引流张力性气胸。

(5)抗休克:快速补液、输血。

(6)解除过高颅内压:如颅内血肿清除。

(7)处理腹内脏器破裂:行清创修补。

(8)处理骨关节开放性创伤:清创、复位、固定、修补。

4.急救技术 ①复苏:心脏按压、人工呼吸、呼吸机辅助呼吸、电除颤或药物除颤等。②通气:吸痰,抬起下颌、头偏向一侧,必要时行环甲膜穿刺或切开、气管插管或切开。③止血:指压法、加压包扎法、填塞法、止血带法。④包扎。⑤固定。⑥搬运。

第二节 急诊医学各种创伤的接诊路径

急诊外科临床创伤种类及形式复杂多样,包含头颈胸腹部、骨盆及四肢损伤,损伤可能是一种或多种,每种外伤的查体及处理方式不尽相同,本书重点讨论的是急诊外科及院前急救当前能够实现的典型病例的理论知识、疾病查体、常规急诊手术及操作,对于复杂的多发伤、骨折神经血管损伤及头胸腹部深部开放伤,本节暂不涉及。外科医师注重培养临床专科查体及操作能力,下文以典型病例的体格检查或手术等形式来进一步呈现临床接诊路径(表 12-1～表 12-7)。

(一)开放性下肢损伤患者清创术及接诊路径

【案例】

1. **现病史** 患者,男性,50 岁,因"重物砸伤,伤及左小腿 0.5 h"急呼急救电话"120"急诊送入院。患者 0.5 h 前意外被重物砸伤左小腿,致左小腿前方开放性伤口,流血不止,骨折断端外露,畸形伴活动受限,当时出血较多,家属急呼急救电话"120"急诊送入医院。

2. **既往史** 既往体健。否认高血压、冠心病等基础疾病病史。否认服用华法林、阿司匹林等抗凝药或皮质激素病史。否认手术史。

3. **生活方式** 否认饮酒吸烟史。家庭和睦,社会关系好。

4. **个人及家族史** 已婚。父母健在,无家族遗传性及传染性疾病。

5. **体格检查** T 36.7 ℃,P 81 次/min,R 21 次/min,BP 130/82 mmHg,身高 172 cm,体重 70 kg。神志清楚,痛苦面容。左小腿前方可见直径约 2.5 cm 开放性伤口,流血不止,骨折断端戳出皮肤,畸形,屈伸活动受限。

6. **辅助检查** X 射线提示左胫骨中段骨折伴移位,腓骨远端骨折。

表 12-1 开放性下肢损伤接诊考核

考核内容	操作程序及具体要求	分值	扣分
术前准备 (4分)	1. 人员准备:穿工作服,戴帽子、口罩,洗净双手,向患者做好术前交代、解释和签字工作	2	
	2. 物品准备:清创包(手术刀,弯盘,镊子,剪刀,缝线等),消毒棉球,敷料,胶布等	2	

续表 12-1

考核内容	操作程序及具体要求	分值	扣分
清创术操作过程 (52分)	1. 清洗患肢:在良好的麻醉下,严格按无菌要求,彻底清洗患肢和创面四周皮肤上的污垢和尘土。刷洗时用的手套、毛刷和肥皂均应消毒无菌。冲洗可用碘伏、生理盐水及过氧化氢	5	
	2. 清创:要做到彻底清创,必须按一定顺序,由一点开始,逐渐扩大手术范围,由浅入深,仔细操作。①皮肤:清除失去活力的皮肤,并将不整齐的皮肤切缘切除 2 mm,同时清除已剥脱皮瓣的皮下脂肪。②深筋膜:有严重外伤,或在大血管重建术后,筋膜切开术对防止筋膜间隙综合征的发生尤为重要,应常规进行。③肌肉:失去活力的肌肉如不彻底清除,极易发生感染。肌肉清创要比其他组织更加彻底,撕裂端的肌腹,更应注意中心部位的清创,直至有活动性出血为止,以防发生厌氧性感染。④肌腱:污染严重失去活力的肌腱,应给予切除,如为整齐的切割伤,应一期缝合。⑤血管:如不影响患肢血供应,清创后可不吻合,如为神经干损伤,清创彻底可一期缝合。⑥神经:如为神经干损伤,清创彻底可一期修复。但如有缺损或断端回缩不易吻合时,清创时不可单纯为了探查神经而行广泛暴露,可留二期处理。⑦骨折端:一般骨皮质污染深度不会超过 0.5～1.0 cm,骨松质及骨髓腔至多渗透 1 cm 左右,因此污染明显的骨折端,用刀片刮出或清洗,即可达到清创要求。为防止骨缺损,只有完全游离的小骨片可以清除,大骨片即时完全与软组织分离,清洗干净后,亦应放回原位,不可轻易摘除,以免发生骨缺损,造成骨不连。⑧异物及组织碎片:创口中的异物,组织碎片,血凝块等,均应彻底清除,但异物如为铁片、子弹等无机物质,投射部位深,不在创面表层,考虑损伤深部血管或神经者,可临时清创,待生命体征稳定后,留待二期处理。⑨窗口清洗:手术开始前,可用无菌生理盐水清洗污染创口;表层的泥垢和异物,清创手术结束后,应用大量盐水冲洗创腔,彻底清除血凝块,组织残渣和微小的异物,并进一步止血,清创术后不论一期缝合后或二期闭合创口,均需在创口低位或另外切口放置引流,并保证引流通畅。此外清创术时,一般不使用止血带,以便辨认组织活力和防止组织缺氧,如果处理时已上止血带,应在手术前做好充分准备,然后将其放松,使伤肢及早恢复血供,便于观察组织失活情况	25	
	3. 伤口缝合:一般急性开放性创口可分污染和清洁两大类,但二者之间并无明显界限。术者只能根据伤情和清创程度进行判断,决定缝合或延迟缝合,或不缝合。组织损伤和污染程度较轻的创口,如果清创及时,手术较彻底者,一般可一期缝合。如有皮肤缺损,勉强缝合,可因局部张力过大影响血液循环,应同时植皮或留待二期缝合。组织损伤和污染程度较重的创口,或未能及时清创者,即使进行了较为彻底的清创手术亦不应贸然一期缝合,现多主张延期缝合创面,即在清创后用肌肉等软组织覆盖裸露的骨端,再用敷料覆盖包扎,经过 3～5 d 待炎症局限后再缝合创面,对不能直接缝合者可游离植皮,如有感染可再次扩创引流。这种方法优点是可以保证引流通畅,有利于炎症局限,目前被广泛应用	18	
	4. 抗生素的应用:早期合理应用抗生素对防止感染十分重要。如在急诊输液时即输入广谱抗生素,清创术时仍持续静脉滴注,可使用药时间较手术后用药至少提早 3～5 h,并能在药物有效控制下清创,以提高抗生素效果。对一期缝合无感染迹象的创口,可在术后 24 h 内停药,创口未一期缝合者用药时间需持续至二期处理以后	4	

续表 12-1

考核内容	操作程序及具体要求	分值	扣分
相关鉴别询问 （10分）	1. 有无胸闷、心慌、头晕乏力	5	
	2. 有无发热、寒战	5	
术前一般情况 询问 （5分）	1. 精神状态	1	
	2. 饮食、睡眠、大小便情况	3	
	3. 体重变化	1	
术前诊疗经过 询问 （10分）	1. 去过哪里诊疗？	2	
	2. 做过哪些检查？	2	
	3. 检查结果如何？	2	
	4. 初步诊断是什么？	2	
	5. 治疗效果如何？	2	
药物过敏史 （5分）	1. 皮试过敏史或静脉、口服药物过敏史；外用药物过敏史	4	
	2. 食物过敏史	1	
问诊及查体技巧 （10分）	1. 条理性强，能抓住重点（受伤部位及时间），能够围绕病情询问	5	
	2. 查体仔细，从视、触、动、量等方面详细查体，注意肢体血运及神经系统相关检查	5	
职业素养 （4分）	1. 与患者沟通时态度和蔼，语言文明，通俗易懂	2	
	2. 在规定时间内完成操作，表现出良好的职业素质。应签署术前知情同意书，告知创口换药及随访时间	2	
合计		100	

（二）上肢及肩关节损伤患者查体及接诊路径

【案例】

1. **现病史** 患者，男性，30岁，因"车祸伤及左上肢及肩部1 h"急呼急救电话"120"急诊送入院。患者1 h前因交通事故伤及左上肢及肩部等处，致左腕部、左肘部、左肩部疼痛不适，左肘部疼痛明显，活动受限，查体示左肘关节肿胀明显、肘后三角关系消失，畸形压痛明显，活动受限，肩关节外展活动受限，路人急呼急救电话"120"急诊送入我院。

2. **既往史** 既往体健。否认高血压、冠心病等基础疾病病史。否认服用华法林、阿司匹林等抗凝药或皮质激素病史。否认手术史。

3. **生活方式** 否认饮酒吸烟史。家庭和睦，社会关系好。

4. **个人及家族史** 已婚。父母健在，家族无遗传性及传染性疾病。

5. **体格检查** T 36.7 ℃，P 76 次/min，R 20 次/min，BP 123/82 mmHg，身高169 cm，体重66 kg。神志清楚，痛苦面容。左腕部、左肘部、左肩部均可见不同程度皮肤挫伤,左肘关节后方压痛及肿胀明显,屈伸活动受限、肘后三角关系消失,肩关节外展活动受限。

6. 辅助检查 X 射线提示左尺骨鹰嘴骨折伴左肘关节脱位;左肩关节 MR 提示冈上肌部分撕裂。

表 12-2　上肢及肩关节损伤接诊考核

考核内容	操作程序及具体要求	分值	扣分
操作前检查 (6 分)	1. 向患者说明查体的目的,以便获得患者的理解和配合	2	
	2. 适当暴露患者衣物,体现爱伤意识	2	
	3. 用物准备齐全(酒精消毒液、一次性手套、叩诊锤、测量尺等)	2	
查体过程 (50 分)	1. 肩关节 (1)视诊:肩的外形呈圆弧形,比较两侧是否对称,有无肌肉萎缩或肩外形改变 (2)触诊:有无压痛,尤其是肱骨大结节、肩峰、肩胛骨等处 (3)动诊和量诊:检查肩关节活动范围。肩关节的运动包括内收、外展、前屈、后伸、内旋和外旋。检查肩关节活动范围是否受限	20	
	2. 肘关节 (1)视诊:观察外形有无改变、有无肿胀。正常肘关节伸直时,肱骨内外上髁和鹰嘴突在一直线上,肘关节完全屈曲时,这 3 个骨突构成一等腰三角形(称为肘后三角)。提携角:完全伸直上肢,前臂充分旋后时,上臂与前臂之间 10°～15° 外翻角 (2)触诊:有无压痛,可触及肱骨内外上髁及尺骨鹰嘴,桡骨小头 (3)动诊和量诊:肘关节可做屈曲、伸直、后伸运动,旋前(手背向上转动)、旋后(手背向下转动)	15	
	3. 腕关节及手 (1)视诊:有无肿胀和畸形,有无包块。手的外形、指甲颜色等 (2)触诊:有无压痛点。触摸桡骨茎突、尺骨茎突、大鱼际肌、小鱼际肌 (3)动诊和量诊:腕关节可做背伸、掌屈及桡偏、尺偏活动,手指的屈伸(握拳,松开)	15	
相关鉴别询问 (10 分)	1. 有无头痛头晕、恶心呕吐、胸腹部及髋部疼痛不适	5	
	2. 有无颈项、胸背部、腰部疼痛,四肢无力及大小感觉障碍	5	
一般情况询问 (5 分)	1. 精神状态	1	
	2. 饮食、睡眠、大小便情况	3	
	3. 体重变化	1	

续表 12-2

考核内容	操作程序及具体要求	分值	扣分
诊疗经过询问 （10分）	1. 去过哪里诊疗？	2	
	2. 做过哪些检查？	2	
	3. 检查结果如何？	2	
	4. 初步诊断是什么？	2	
	5. 治疗效果如何？	2	
药物过敏史 （5分）	1. 皮试过敏史或静脉、口服药物过敏史；外用药物过敏史	4	
	2. 食物过敏史	1	
问诊技巧 （10分）	1. 条理性强，能抓住重点	2	
	2. 能够围绕病情询问，根据患者病情决定是否需要完善 DR、CT 及 MR 检查，进一步明确诊断，需要保守或者手术治疗，需要住院进一步治疗	8	
职业素养 （4分）	1. 与患者沟通时态度和蔼，语言文明，通俗易懂	2	
	2. 在规定时间内完成操作，表现出良好的职业素质	2	
合计		100	

（三）颈部脓肿切除术操作及接诊路径

【案例】

1. **现病史** 患者，男性，36 岁，因"发现颈项部肿物 1 周，肿物肿痛剧烈半天"急诊来院。患者 1 周前发现颈项部肿物，当时较小，未予重视，近日发现肿物变大，疼痛加重，半天前发现肿物剧痛，难以入睡，急诊来院，行超声提示颈后方皮下脓肿。

2. **既往史** 既往体健。否认高血压、冠心病等基础疾病病史。否认服用华法林、阿司匹林等抗凝药或皮质激素病史。否认手术史。

3. **生活方式** 否认饮酒吸烟史。平日喜食油腻、辛辣、刺激食物，缺乏注重皮肤卫生，家庭和睦。

4. **个人及家族史** 已婚。父母健在，家族无遗传及传染性疾病。

5. **体格检查** T 37.1 ℃，P 81 次/min，R 23 次/min，BP 135/82 mmHg，身高 177 cm，体重 90 kg。神志清楚。左侧颈后方触及大小约 3 cm×3 cm×2 cm 皮下肿物，质软、波动感明显，范围局限。

6. **辅助检查** 超声提示颈后方皮下脓肿。

表 12-3　颈部脓肿切除术考核

考核内容	操作程序及具体要求	分值	扣分
术前准备 (6分)	1. 人员准备:穿无菌手术衣,戴帽子、口罩	2	
	2. 向患者做好解释工作,签署手术同意书	2	
	3. 物品准备	2	
操作过程 (50分)	1. 刷手	2	
	2. 打开清创包,准备物品及局麻药。外层用手打开,内层用持物钳,钳夹物遵循先干后湿,先无色后有色的原则	3	
	3. 消毒手术区域:清洁区域由里向外,感染区域反之。至少为超过手术区域范围 5 cm	4	
	4. 戴无菌手套,铺无菌孔巾	3	
	5. 切口选择:切口部位及方向应在脓肿波动最明显处及体位引流最低处。切口一般顺着皮纹方向。切口大小根据脓肿大小面定	4	
	6. 局部麻醉:用1%利多卡因在手术区做局部浸润麻醉。在深部注射前要回抽	4	
	7. 沿选定的切口切开脓肿,用手指伸入腔内探查,探明脓肿大小,最低位置和切口是否引流通畅	13	
	8. 在脓腔脓液排尽后,一般填入干纱布条,以压迫止血及引流脓液	10	
	9. 覆盖敷料,粘贴胶布:依据伤口情况决定所用敷料。胶布与身体纵轴垂直,超出敷料宽度一半	4	
	10. 处理污染敷料及换药包	3	
相关鉴别询问 (10分)	1. 有无颈部外伤史、蚊虫叮咬史、近期有无喜食辛辣、刺激等食物	5	
	2. 有无发热寒战	5	
一般情况询问 (5分)	1. 精神状态	1	
	2. 饮食、睡眠、大小便情况	3	
	3. 体重变化	1	
诊疗经过询问 (10分)	1. 去过哪里诊疗?	2	
	2. 做过哪些检查?	2	
	3. 检查结果如何?	2	
	4. 初步诊断是什么?	2	
	5. 治疗效果如何?	2	
药物过敏史 (10分)	1. 皮试过敏史或静脉、口服药物过敏史;外用药物过敏史	5	
	2. 食物过敏史	5	
问诊技巧 (5分)	1. 条理性强,能抓住重点	2	
	2. 能够围绕病情询问,建议患者完善超声检查	3	

续表 12-3

考核内容	操作程序及具体要求	分值	扣分
职业素养 （4分）	1. 与患者沟通时态度和蔼，语言文明，通俗易懂	2	
	2. 在规定时间内完成操作，表现出良好的职业素质。告知术后定期换药、冰敷，避免剧烈活动等	2	
合计		100	

（四）外科换药接诊路径

【案例】

1. **现病史**　患者，男性，30岁，患者于3 d前因左腕部外伤于我院急诊行清创缝合术，现为伤口换药复查来诊。

2. **既往史**　既往体健。无高血压、冠心病等基础疾病病史。无服用华法林、阿司匹林等抗凝药或皮质激素病史。

3. **生活方式**　否认饮酒吸烟史。家庭和睦，社会关系好。

4. **个人及家族史**　已婚。父母健在，家族无遗传及传染性疾病。

5. **查体**　T 36.7 ℃，P 76 次/min，R 20 次/min，BP 123/82 mmHg，身高169 cm，体重70 kg。神志清楚，步入诊室。左腕部伤口无红肿硬结，无渗血渗液，缝线处皮肤对合可。

6. **辅助检查**　无。

表 12-4　外科换药接诊考核

考核内容	操作程序及具体要求	分值	扣分
准备 （8分）	1.患者准备 (1)病灶的了解：无菌或感染，大小及深浅、所需操作类别 (2)换药场所的选择：除不宜搬动患者外，原则上在换药室进行换药	2	
	2.医生准备 (1)着装：戴帽子、口罩，必要时戴手套 (2)洗手：换药前后均应规范洗手	2	
	3.材料准备 (1)一切准备齐全 (2)无浪费现象 (3)无菌器材的使用：先用后取、后用先取，先干后湿、干湿分开，无菌有菌分开	2	
	4.换药包放置在换药车上，盛放污物的弯盘置于床上靠近伤口的附近	2	

续表12-4

考核内容	操作程序及具体要求	分值	扣分
操作过程 （58分）	1.取除胶布的顺序由外向里	4	
	2.外层敷料 （1）敷料无渗出者用手取除 （2）感染创面的敷料用镊子取除或戴手套取除	5	
	3.内层敷料 （1）用镊子取除 （2）沿伤口长轴方向揭起 （3）敷料粘贴在创面上时可用生理盐水或碘伏浸泡	6	
	4.取下的敷料置于污物桶中或盛放污物的弯盘内	4	
	5.观察伤口有无红肿、渗血或渗液情况,有无放置引流,是否需要酒精湿敷	12	
	6.消毒器械的使用 （1）两把镊子分工明确;接触创面和不接触创面 （2）镊子始终尖端朝下 （3）弯盘分工明确:有菌物品和无菌物品	8	
	7.消毒液的选择:手术缝合伤口用70%乙醇或0.5%碘伏等	4	
	8.覆盖敷料:依据伤口情况决定所用敷料	5	
	9.粘贴胶布:与身体纵轴垂直,超出敷料宽度一半	6	
	10.处理污染敷料及换药包	4	
相关鉴别询问 （10分）	1.有无伤口暴露史、有无纱布辅料浸水或潮湿、近期有无喜食辛辣、刺激等食物	5	
	2.有无发热寒战	5	
一般情况询问 （5分）	1.精神状态	1	
	2.饮食、睡眠、大小便情况	3	
	3.体重变化	1	
药物过敏史 （10分）	1.皮试过敏或静脉、口服药物过敏史;外用药物过敏史	5	
	2.食物过敏史	5	
问诊技巧 （5分）	1.条理性强,能抓住重点	2	
	2.注重人文关怀,嘱患者抬高及保护患肢	3	
职业素养 （4分）	1.与患者沟通时态度和蔼,语言文明,通俗易懂	2	
	2.在规定时间内完成操作,表现出良好的职业素质	2	
合计		100	

(五)外科拆线接诊路径

【案例】

1. **现病史** 患者,男性,30 岁,患者于 3 d 前因左腕部外伤于我院急诊行清创缝合术,现为伤口拆线复查来诊。

2. **既往史** 既往体健。否认高血压、冠心病等基础疾病病史。否认服用华法林、阿司匹林等抗凝药或皮质激素病史。

3. **生活方式** 否认饮酒吸烟史。家庭和睦,社会关系好。

4. **个人及家族史** 已婚。父母健在,家族无遗传及传染性疾病。

5. **体格检查** T 36.7 ℃,P 76 次/min,R 20 次/min,BP 123/90 mmHg,身高 186 cm,体重 70 kg。神志清楚,步入诊室。左腕部伤口无红肿硬结,无渗血渗液,缝线处皮肤对合可、张力小,愈合可,部分可见结痂。

6. **辅助检查** 无。

表 12-5 外科拆线接诊考核

考核内容	操作程序及具体要求	分值	扣分
准备 (8分)	1. 人员准备:穿工作服,向患者做好解释工作	2	
	2. 医生准备 (1)着装:戴帽子、口罩,必要时戴手套 (2)洗手:换药前后均应洗手	2	
	3. 物品准备:换药包(弯盘2个、镊子2把、剪刀1把),消毒棉球、敷料、胶布等	2	
	4. 换药包放置在换药车上,盛放污物的弯盘置于床上靠近伤口的附近	2	
操作过程 (58分)	1. 打开换药包,准备物品。外层用手打开,内层用持物钳,钳夹用物遵循先干后湿、先无色后有色的原则	10	
	2. 去除伤口敷料,观察伤口,外层用手除去,内层用镊子,干结者需沾湿除去	8	
	3. 消毒伤口:清洁伤口由里向外,感染伤口反之,范围为伤口周围5 cm	10	
	4. 拆线:一手用镊子轻轻提起线头,另一手持线剪,靠近皮肤切断裸露体外较短的线头,向同侧方向将内缝线拉出	10	
	5. 覆盖敷料:依据伤口情况决定所用敷料	5	
	6. 粘贴胶布:与身体纵轴垂直,超出敷料宽度一半	10	
	7. 处理污染敷料及换药包	5	

续表 12-5

考核内容	操作程序及具体要求	分值	扣分
相关鉴别询问 （10分）	1. 有无伤口暴露史,有无纱布辅料浸水或潮湿,近期有无喜食辛辣、刺激等食物	5	
	2. 有无发热、寒战	5	
一般情况询问 （5分）	1. 精神状态	1	
	2. 饮食、睡眠、大小便情况	3	
	3. 体重变化	1	
药物过敏史 （10分）	1. 皮试过敏史或静脉、口服药物过敏史;外用药物过敏史	5	
	2. 食物过敏史	5	
问诊技巧 （5分）	1. 条理性强,能抓住重点	2	
	2. 注重人文关怀,嘱患者抬高及保护患肢	3	
职业素养 （4分）	1. 与患者沟通时态度和蔼,语言文明,通俗易懂	2	
	2. 在规定时间内完成操作,表现出良好的职业素质	2	
合计		100	

（六）院前止血包扎接诊路径

【案例】

1. **现病史**　患者,男性,30 岁,因"重物砸伤伤及右前臂及头部 15 min"拨打急救电话"120"急诊入院。患者 15 min 前被重物砸伤;伤及右前臂及头部等处,致右侧前臂及头部开放性伤口,血流不止,工友急拨打急救电话"120",救护员对患者进行现场急救处理。

2. **体格检查**　T 36.7 ℃,P 76 次/min,R 20 次/min,BP 125/82 mmHg。神志清楚,痛苦面容。头部可见直径约 5 cm 皮肤裂伤,深达骨质,活动性出血,双侧瞳孔等大等圆,约 3 mm,对光反射可。右侧前臂掌侧可见直径约 6 cm 开放性伤口,伤口深达皮下,活动性渗血。

表 12-6 院前止血包扎接诊考核

考核内容	操作程序及具体要求	分值	扣分
准备 (12分)	1. 仪表端庄;服装整齐	2	
	2. 评估周围环境;表明身份	2	
	3. 医生安慰患者;简要说明急救目的;告知患者不能随意活动,配合检查	2	
	4. 检查并评估伤情(口述查体过程及伤情):检查患者头面部、耳、鼻、气管居中方法正确;胸骨有无骨折,胸廓挤压试验;骨盆挤压试验;检查腹部、会阴方法正确(口述);检查四肢有无损伤,询问有无疼痛并观察肢体活动情况	2	
	5 备齐用物:生理盐水、碘伏、棉签、无菌纱布、绷带、三角巾、棉垫	2	
	6. 口齿清楚;动作准确流畅,无重复(以上准备要求在 2 min 内完成)	2	
止血(右前臂绷带加压包扎止血法) (26分)	1. 伤口分别用双氧水、生理盐水冲洗各 2 次,次序不能颠倒,每次冲洗量应大于 100 mL;消毒时至少 3 根棉签由内向外擦拭 2 次,范围应大于伤口边缘至少 5 cm	10	
	2. 用无菌纱布(至少 2 块)压迫出血伤口,取布及覆盖伤口时应遵守无菌原则	8	
	3. 用绷带加压包扎,压力均匀,范围超出伤口 3 cm,抬高患肢(可用绷带或三角巾)	8	
包扎(头顶皮肤裂伤三角巾帽式包扎法) (38分)	1. 无菌纱布覆盖伤口(2 块),取纱布及覆盖伤口时应遵守无菌原则	5	
	2. 三角巾底边中点应置于额部正中,底缘应于眉弓上 1 cm,顶角经头顶加压拉至枕部	10	
	3. 两底角在枕骨结节下方交叉后回到额部中央打结	9	
	4. 拉紧顶角并反折塞在枕部交叉处	9	
	5. 三角巾包扎后整体松紧适宜	5	
相关鉴别询问 (10分)	1. 生命体征是否稳定,有无头痛头晕、恶心呕吐、胸腹部及髋部疼痛不适	5	
	2. 有无颈项、胸背部、腰部疼痛,四肢无力及大小便感觉障碍	5	
一般情况询问 (5分)	1. 精神状态	1	
	2. 饮食、睡眠、大小便情况	3	
	3. 体重变化	1	
问诊技巧 (5分)	1. 条理性强,能抓住重点	2	
	2. 能够围绕病情询问	3	
职业素养 (4分)	1. 与患者沟通时态度和蔼,语言文明,通俗易懂	2	
	2. 在规定时间内完成操作,表现出良好的职业素质。注意评估患者是否需建立静脉通路,告知患者需入院进一步完善相关检查及诊疗	2	
合计		100	

（七）院前固定与转运接诊路径

【案例】

1. **现病史** 患者,男性,30岁,因"高处坠落伤及右大腿15 min"急呼急救电话"120"急诊送入院。患者15 min前意外从高处坠落伤及右大腿等处,致右大腿疼痛剧烈、畸形、活动受限,工友急拨打"120"急救电话,救护员对患者进行现场急救处理并转运患者。

2. **体格检查** T 36.7 ℃,P 86次/min,R 20次/min,BP 110/80 mmHg。神志清楚,痛苦面容。右侧大腿远端可见直径约4 cm开放性伤口,骨折断端外露,畸形,活动受限,股动脉及足背动脉搏动可。

表 12-7　院前固定与转运接诊考核

考核内容	操作程序及具体要求	分值	扣分
准备 (12分)	1. 仪表端庄;服装整齐	2	
	2. 评估周围环境;表明身份	2	
	3. 医生安慰患者;简要说明急救目的;告知患者不能随意活动,配合检查	2	
	4. 对于高处坠落伤患者,应详细检查并评估伤情(口述查体过程及伤情):检查患者头面部、耳、鼻、气管居中方法正确;胸骨有无骨折,胸廓挤压试验;骨盆挤压试验;检查腹部、会阴方法正确(口述);检查四肢有无损伤,询问有无疼痛并观察肢体活动情况	2	
	5. 备齐用物:无菌纱布、绷带、三角巾、棉垫、夹板、担架等	2	
	6. 口齿清楚;动作准确流畅,无重复(以上准备要求在2 min内完成)	2	
骨折固定(右股骨干闭合性骨折夹板固定) (32分)	1. 暴露患肢,去除鞋袜	4	
	2. 将骨折患肢对抗牵拉	4	
	3. 用2块木夹板,从伤侧腋窝到外踝置1块长夹板,从伤侧大腿根内侧到内踝置1块短夹板,2块木夹板长度超出伤侧踝关节	4	
	4. 在腋下、膝关节、踝关节骨突出部位和空隙处加垫	4	
	5. 用绷带固定:先固定股骨干上下两端,然后固定腋下、腰部、髋部、小腿及踝部,绷带不得捆扎关节上,绷带绕两圈后将结打在夹板面	4	
	6. "8"字法固定足踝:将绷带置于踝部,环绕足背交叉,再经足底中部绕回至足背打结	4	
	7. 松紧度以绷带能在夹板面上下移动1 cm为宜	4	
	8. 绷带扎完后,检查伤肢末端的循环及感觉情况	4	

续表 12-7

考核内容	操作程序及具体要求	分值	扣分
转运患者 （32分）	1.将担架推至现场	4	
	2.放置担架	4	
	3.放安全扶手	4	
	4.搬抬患者（将患者放置仰卧位;3名救护员位于患者的一侧,1人位于患者的胸部,患者的手臂置于救护员的肩上,1人位于患者的腰部,1人位于患者的腿部,2名救护员双手平伸,同时用力,拾起患者放于担架上）	4	
	5.固定患者（竖起安全扶手并锁定;用固定带固定患者）	4	
	6.抬起担架（前后平稳抬起担架至水平位,使担架前后腿打开并锁定）	4	
	7.配合默契,安全搬运,病人头部方向朝后,医生应看到患者面部	4	
	8.清理现场物品无遗漏	4	
相关鉴别询问 （10分）	1.生命体征是否稳定,有无头痛头晕、恶心呕吐、胸腹部及髋部疼痛不适	5	
	2.有无颈项、胸背部、腰部疼痛,四肢无力及大小便感觉障碍	5	
一般情况询问 （5分）	1.精神状态	1	
	2.饮食、睡眠、大小便情况	3	
	3.体重变化	1	
问诊技巧 （5分）	1.条理性强,能抓住重点	2	
	2.能够围绕病情询问	3	
职业素养 （4分）	1.与患者沟通时态度和蔼,语言文明,通俗易懂	2	
	2.紧迫感强,在规定时间内完成操作,表现出良好的职业素质。注意评估患者是否需建立静脉通路,告知患者需入院进一步完善相关检查及诊疗	2	
合计		100	

第十三章

急性脑血管病

第一节　急性脑血管病的基本知识

脑血管病又称脑血管意外或脑卒中，是由脑部血液循环障碍，导致以局部神经功能缺失为特征的一组疾病。包括颅内和颅外动脉、静脉及静脉窦的疾病，但以动脉疾病为多见。高血压、动脉硬化为本病的主要致病因素，故多见于中老年人。根据其病理变化分为出血性和缺血性脑血管病两大类，出血性脑血管病主要包括脑出血和蛛网膜下腔出血，缺血性脑血管病主要为脑梗死和短暂性脑缺血发作。脑血管病的发病率、病死率和病残率均较高，故应加强防治。

一、脑出血

（一）概述

脑出血是指原发于脑实质内的出血，故称为自发性脑出血；高血压性小动脉硬化和破裂是本病最常见的原因，故也称作高血压性脑出血。其他出血原因包括脑淀粉样血管病、动静脉畸形、动脉瘤、血液病、凝血功能异常、脑动脉炎、药物滥用、肿瘤及脑梗死。自发性脑出血的出血部位以壳核最多见，其次为丘脑、尾状核、半球白质、脑桥、小脑和脑室等。

（二）临床表现

1. 一般症状

（1）急性起病并出现局限性神经功能缺损，一般可数小时内达高峰。部分患者因继续出血和血肿扩大，临床症状进行性加重，持续时间 6～12 h。

（2）除少量脑出血外，大部分患者均有不同程度的意识障碍。意识障碍的程度是判断病情轻重和预后的重要指标。

（3）头痛和呕吐是脑出血最常见症状，它可单独或合并出现。脑叶和小脑出血头痛最重，少量出血可以无头痛。头痛和呕吐同时出现是颅内压增高的指征之一。

（4）血压增高是脑出血常见的原因与伴发病。血压增高和心脏搏动及脉搏缓慢同时存在，往往是颅内压增高的重要指征。

（5）脑出血者可出现癫痫发作,癫痫发作多为局灶性和继发性全身发作。以脑叶出血和深部出血最多见。

2. 局灶症状和体征　局灶症状与血肿的部位相关,但定位诊断准确性不如神经影像之结果。

（1）壳核出血:为高血压性脑出血最常见的类型。多为外侧豆纹动脉破裂所致。血肿可局限于壳核本身,也可扩延累及内囊、放射冠、半卵圆中心、颞叶或破入脑室。血肿向内压迫内囊出现典型的临床表现为对侧轻偏瘫或偏瘫、感觉障碍和偏盲。急性期伴有两眼向血肿侧凝视,位于优势半球可出现失语;非优势半球可出现失用和失认,视野忽略和结构性失用。

（2）丘脑出血:丘脑出血若出血体积较大,按血肿扩展的方向不同而出现不同的临床综合征——向外扩张侵及内囊,向内破入脑室,向下侵及下丘脑和中脑背侧,以及向上扩张侵及顶叶白质,因而出现各自的相应症状和体征。但临床常见的临床表现以多寡为序,有轻偏瘫或偏瘫、半身感觉缺失、上凝视麻痹、瞳孔异常（瞳孔缩小和光反射消失）、失语、疾病感缺失、眼球向病灶侧凝视（与壳核出血同）、偏盲和缄默。若血肿直径小于2 cm,局限于丘脑本身时,因血肿在丘脑内的定位而出现不同的临床表现。①前外侧型:轻度的前额叶症状、轻度的感觉和运动障碍。②后外侧型:严重的运动和感觉障碍,以及瞳孔缩小和上凝视麻痹等,预后较差。③正中型:急性期出现意识障碍,急性期过后随之出现前额叶征,如主动性降低和注意力及记忆力障碍。④背侧型:表现为顶枕叶征,优势半球可出现失语,非优势半球可出现图形记忆障碍。

（3）尾状核出血:尾状核区出血,多见于尾状核头部,极易破入脑室,所以最多见的临床表现为急性发病的头痛、呕吐、颈僵直等脑膜刺激征,并伴有一定程度意识障碍,短暂性近记忆力障碍,临床上难与蛛网膜下腔出血鉴别。另外,还可出现短暂性对侧凝视麻痹,对侧轻偏瘫和短暂性偏身感觉缺失。偶可见同侧霍纳（Horner）综合征,这些症状于出血向下和外向扩延时多见。偶可见出血从尾状核头部扩延至丘脑前部,临床表现为突出的短暂性近记忆力障碍。

（4）脑叶出血:脑叶出血是指皮质下白质出血。和其他类型的脑出血不同的是除慢性高血压是其主要病因外,多见的病因还有脑淀粉样血管病和动静脉畸形等疾病。脑叶出血临床表现常和血栓栓塞性脑梗死难以区分。脑叶出血的神经功能缺损因出血部位不同而表现各异。

1）额叶出血:额叶出血可出现前额痛,以血肿侧为重、对侧偏瘫、双眼向血肿侧凝视、二便失禁、意识障碍及癫痫。

2）顶叶出血:可造成对侧偏身感觉缺失和对侧视野忽略,也可出现对侧同向偏盲或象限盲,轻微的偏瘫和疾病感缺失。

3）颞叶出血:可造成对侧 1/4 象限的视野缺失。可出现血肿侧耳前或耳周为主的头痛,偶可出现激越性谵妄。优势半球可导致 Wernicke 失语。血肿波及左颞-顶区可造成传导性失语或完全性失语;非优势半球出血可有意识模糊和认知障碍。

4）枕叶出血：血肿同侧眼眶部疼痛和对侧同向偏盲，可有短暂性黑矇和视物变形，有时有感觉缺失、书写障碍等。

（5）脑桥出血：脑桥出血是脑干出血最高发的部位，是基底动脉的旁正中支破裂所致。脑桥出血的临床症状和体征因血肿的大小、定位、破入脑室与否和有无脑积水而变异很大。脑桥少量出血症状较轻，临床上较易与腔隙性脑梗死混淆。原发性脑桥出血主要可分为三种临床类型。

1）重症出血型（占60%）：出血量大，组织结构破坏严重，症状很快达高峰，表现为深度昏迷，呼吸异常，高热，四肢瘫痪，去大脑强直，瞳孔可缩小至针尖样，但对光反应良好，可有凝视麻痹，双侧锥体束征，因出血量大常波及邻近结构，特别是中脑和脑室系统，而出现相应的症状和体征，预后不良，多死亡。

2）半侧脑桥综合征（占20%）：出血累及单侧脑桥基底部和顶盖部，临床表现为轻偏瘫、无意识障碍、眼球向病灶对侧凝视、单侧角膜反射消失、构音障碍、周围面神经麻痹、对侧肢体和同侧面部感觉减退。患者可存活，神经功能缺损亦可有所恢复。

3）背外侧顶盖综合征（占20%）：临床表现为凝视麻痹或同侧外展神经麻痹（或二者皆有）、眼球偏斜、单侧角膜反射消失、单侧面神经麻痹、对侧肢体和同侧面部感觉减退、构音障碍。也可无运动障碍、意识状态保持完整、偶有步态或肢体共济失调。多存活，神经功能缺损可获得相当程度的恢复。

4）脑桥出血也可造成急性闭锁综合征，但多累及腹侧的结构。

（6）小脑出血：小脑出血发病可呈急性、亚急性或慢性，临床表现因定位、血肿大小、血肿的扩延、脑干受累、出血破入第四脑室与否、有无脑积水等多种因素而变化很大。小脑出血最多发生在齿状核。急性小脑出血临床表现为突然枕叶或额叶头痛、头晕、眩晕、恶心、反复呕吐、不能站立和行走。患者多有躯干或肢体共济失调、同侧凝视麻痹、小瞳孔但对光反射好。水平眼球震颤、面肌无力常见。并不是所有小脑出血患者都表现有明显的症状和体征，当血肿小于3 cm直径时，患者可只表现呕吐，有或无头痛，步态不稳或肢体共济失调有或不明显。大量出血时，血肿压迫第四脑室和大脑导水管造成急性梗阻性脑积水和颅内压急性升高，可导致脑疝和死亡，应紧急处理。

（7）脑室出血：原发性脑室出血在临床上可表现为突然头痛、呕吐、迅速进入昏迷，或昏迷逐渐加深，双侧瞳孔缩小，双侧病理反射阳性，可出现去大脑强直等。头颅CT可见各脑室系统充满血液。

（三）诊断要点

1. 依靠典型临床表现　50岁以上的高血压患者，急性发病和病情进展迅速，伴随头痛、意识障碍外，并有局灶症状和体征者。

2. 影像学检查　头颅CT可见出血改变者。早期CT检查即可显示密度增高，可确定出血的大小、部位，出血周围水肿成低密度改变，以排除非出血性疾病。病情需要和有条件时可作MRI检查。应定期作CT检查，发病24 h后复查1次，后至少1周复查1次；病情变化时随时复查，除注意观察血肿本身的变化外，特别注意观察有无中线移位、脑室对称性扩大等征象,以指导治疗。

3. 辅助检查

(1)CT检查能诊断:在没有条件时可进行腰椎穿刺协助诊断,但脑脊液正常者不能否定脑出血的诊断。颅内压增高、脑干受压者禁忌腰穿。

(2)非高血压性脑出血:应注意血液学、免疫学及颅内血管的检查,以明确病因。

(四)治疗方案及原则

1. 一般治疗　卧床休息2~4周,维持生命体征稳定,维持水电解质平衡,保持大小便通畅,预防和及时治疗褥疮、泌尿道、呼吸道感染等。

2. 控制血压　①应综合管理脑出血患者的血压,分析血压升高的原因,再根据血压情况决定是否进行降压治疗。②对于收缩压150~220 mmHg的住院患者,在没有急性降压禁忌证的情况下,数小时内降压至130~140 mmHg是安全的,其改善患者神经功能的有效性尚待进一步验证;对于收缩压>220 mmHg的脑出血患者,在密切监测血压的情况下,持续静脉输注药物控制血压可能是合理的,收缩压目标值为160 mmHg。③在降压治疗期间应严密观察血压水平的变化,避免血压波动,每隔5~15 min进行1次血压监测。

3. 控制颅内压　颅内压增高者,应卧床、适度抬高床头、严密观察生命体征。需要脱水降颅压时,应给予甘露醇和高渗盐水静脉滴注,用量及疗程依个体化而定。同时,注意监测心、肾及电解质情况。必要时,也可用呋塞米、甘油果糖和(或)白蛋白。对伴有意识障碍的脑积水患者可行脑室引流以缓解颅内压增高。

4. 控制血糖　血糖值可控制在7.8~10.0 mmol/L。应加强血糖监测并相应处理:①血糖超过10 mmol/L时可给予胰岛素治疗;②血糖低于3.3 mmol/L时,可给予10%~20%葡萄糖注射液口服或注射治疗。目标是达到正常血糖水平。

5. 药物治疗　rFⅦa治疗脑出血的临床疗效尚不确定,且可能增加血栓栓塞的风险,不推荐常规使用。氨甲环酸有助于限制血肿体积扩大和降低早期病死率,但长期获益不确定,不推荐无选择性使用。

6. 癫痫发作的预防和处理

(1)不推荐预防性应用抗癫痫药物。

(2)有临床痫性发作者应进行抗癫痫药物治疗。

(3)疑为痫性发作者应考虑持续脑电图监测;如检测到痫样放电,应给予抗癫痫药物治疗。

7. 深静脉血栓(DVT)和肺栓塞的防治

(1)卧床患者应注意预防DVT;如疑似患者可行D-二聚体检测及肢体多普勒超声检查。

(2)鼓励患者尽早活动、腿抬高;尽可能避免下肢静脉输液,特别是瘫痪侧肢体。

(3)瘫痪患者入院后即应用气压泵装置,可预防深静脉血栓及相关栓塞事件;不推荐弹力袜预防深静脉血栓。

(4)对易发生深静脉血栓的高危患者(排除凝血功能障碍所致的脑出血患者),血肿稳定后可考虑发病后 1~4 d 皮下注射小剂量低分子肝素或普通肝素预防 DVT,但应注意出血的风险。

(5)当患者出现深静脉血栓或肺动脉栓塞症状时,可使用系统性抗凝治疗或下腔静脉滤器植入;合适治疗方案的选择取决于多重因素(出血时间、血肿稳定性、出血原因及全身情况)。

8.手术治疗　对于大多数原发性脑出血患者,外科开颅手术治疗的有效性尚不能充分确定,不主张无选择地常规使用外科开颅手术,微创治疗是安全的、有助于降低病死率。以下临床情况,可个体化考虑选择外科开颅手术或微创手术治疗。

(1)出现神经功能恶化或脑干受压的小脑出血者,无论有无脑室梗阻致脑积水的表现,都应尽快手术清除血肿;不推荐单纯脑室引流而不进行血肿清除。

(2)对于脑叶出血超过 30 mL 且距皮质表面 1 cm 内的患者,可考虑标准开颅术清除幕上血肿或微创手术清除血肿。

(3)发病 72 h 内、血肿体积 20~40 mL、GCS≥9 分的幕上高血压性脑出血患者,在有条件的医院,经严格选择后可应用微创手术联合或不联合溶栓药物液化引流清除血肿。

(4)40 mL 以上重症脑出血患者由于血肿占位效应导致意识障碍恶化者,可考虑微创手术清除血肿。

(5)微创治疗应尽可能清除血肿,使治疗结束时残余血肿体积≤15 mL。

(6)病因未明确的脑出血患者行微创手术前应行血管相关检查(CTA/MRA/DSA)排除血管病变。

9.生活方式的改变　包括避免每天超过 2 次的饮酒,避免吸烟和药物滥用,以及治疗阻塞性睡眠呼吸暂停等可能对预防脑出血复发有益。

10.脑出血的综合管理　改善生活方式(包括但不限于戒烟限酒、控制饮食、保持大便通畅、规律作息、适当锻炼等),去除病因,控制危险因素,定期到医院复查。

11.早期康复治疗　康复治疗总原则:如有可能,应尽早开始适合的和安全性好的康复治疗,适度的强化康复治疗措施并逐步合理地增加幅度。建议对脑出血患者进行多学科综合性康复治疗。实施医院、社区及家庭三级康复治疗措施,并力求妥善衔接,以期使患者获得最大益处。

二、脑梗死

(一)概述

脑梗死或称脑栓塞,是指脑部供血中断,又无充分的侧支循环代偿供血时导致的脑组织的缺血和缺氧性坏死和脑软化而产生的神经系统症状群。不包括全脑性缺血和缺氧性坏死,如窒息和心搏、呼吸骤停引起的全脑病损。

(二)临床表现

脑梗死的临床表现和受累的血管的部位、范围、次数、原发病因和侧支循环以及患者的年龄和伴发疾病等诸多因素有关。以下介绍典型的神经系统表现。

1. 脑梗死的临床分类(TOAST 分类)

(1)大动脉粥样硬化(large-artery atherosclerosis)。

(2)心源性脑栓塞(cardio embolism)。

(3)小血管闭塞(small-vessel occlusion)(包括无症状脑梗死)。

(4)其他病因确定的脑梗死(stroke of other determined etiology)。

(5)病因不能确定的脑梗死(stroke of undetermined etiology)。

2. 不同血管系受累的临床表现 动脉粥样硬化性血栓性脑梗死、脑栓塞、腔隙性脑梗死是缺血性脑卒中最常见的类型。其中动脉粥样硬化性血栓性脑梗死约占缺血性脑卒中的60%~80%,起病相对较慢,常在数分钟、数小时甚至1~2 d达到高峰,不少患者在睡眠中发病,约15%的患者以往经历过短暂性脑缺血发作(TIA)。脑梗死主要的临床表现可区分为前循环和后循环,或称颈动脉系统和椎基底动脉系统的症状。

(1)颈动脉系统脑梗死:主要表现为病变对侧肢体瘫痪或感觉障碍;主半球病变常伴不同程度的失语,非主半球病变可出现失用或认知障碍等高级皮质功能障碍。其他少见的临床表现包括意识障碍、共济失调、不随意运动及偏盲等。

(2)椎基底动脉系统脑梗死:累及枕叶可出现皮质盲、偏盲;累及到颞叶内侧海马结构,可出现近记忆力下降;累及脑干或小脑可以出现眩晕、复视、吞咽困难、霍纳综合征、双侧运动不能、交叉性感觉及运动障碍、共济失调等。累及到脑干上行网状激活系统容易出现意识障碍。

(3)腔隙性脑梗死(lacunar infarction):腔隙性脑梗死是指脑或脑干深部血管直径100~400 μm 的穿通动脉梗塞所引起的缺血性小梗死,多由穿通动脉阻塞所致,主要累及前脉络膜动脉、大脑中动脉、大脑后动脉或基底动脉的深穿支。

腔隙性脑梗死主要见于高血压患者。受累部位以多寡为序:有壳核、脑桥基底、丘脑、内囊后肢和尾状核;另外也可累及内囊前肢、皮质下白质、小脑白质和胼胝体。腔隙性脑梗死预后良好。但多次发生腔隙性脑梗死而产生的多发性腔隙性脑梗死或称腔隙状态可导致假性球麻痹和血管性认知功能障碍。腔隙性脑梗死表现至少有20种临床综合征,但以下列4种为最常见。

1)纯运动性轻偏瘫(pure motor hemiparesis):多由于内囊、放射冠或脑桥基底部腔隙性脑梗死所致。临床表现为一侧轻偏瘫或偏瘫,主要累及面及上肢,下肢受累很轻,可伴有轻度构音障碍,但不伴失语、失用或失认、感觉障碍,视野或高级皮质神经功能障碍。

2)纯感觉性卒中(pure sensory stroke):亦称纯偏身感觉卒中,多是由于丘脑腹后外侧核腔隙性脑梗死所致。临床表现为偏身麻木、感觉异常,累及面、上肢、躯干和下肢。主观感觉障碍比客观发现的感觉障碍要重。放射冠或顶叶皮质的缺血梗死,脑桥内侧丘系的腔隙性脑梗死也可表现纯感觉性卒中。中脑背外侧小出血若只局限于背侧脊髓丘脑束也可表现为纯感觉性卒中。

3)偏轻瘫共济失调(ataxic hemiparesis):又称同侧共济失调和足轻瘫(Homolateral

ataxia and crural paresis）。由于内囊后支或脑桥基底部的腔隙性脑梗死所致。临床表现为病变对侧下肢为主的轻瘫，并伴有瘫痪同侧上下肢的共济失调、足跖反射伸性，但无构音障碍，面肌受累罕见。该综合征也可见于丘脑内囊、红核病损；也见于大脑前动脉表浅支阻塞造成的旁中央区病损。

轻偏瘫和共济失调同时发生在一侧肢体的解剖学基础尚不完全肯定。同侧上肢共济失调认为是由于累及皮质-脑桥-小脑束致使小脑功能低下所致，而以足受累为主的轻偏瘫是由于放射冠上部病损所致，因为曾发现由于左侧大脑前动脉供应区的旁中央区的皮质下梗死造成的右轻偏瘫和共济失调患者的左外侧额叶皮质及右侧小脑半球的血流皆降低，被认为是交叉大脑-小脑神经机能联系不能（diaschisis）所致。

4）构音障碍-手笨拙综合征（dysarthria-clumsy hand syndrome）：多由脑桥上 1/3 和下 2/3 之间的基底深部的腔隙性脑梗死所致。临床特征是核上性面肌无力、伸舌偏斜、构音障碍、吞咽困难、手精细运动控制障碍和足跖反射伸性。内囊部位的腔隙性脑梗死也可造成这种综合征。另外，壳核和内囊膝部的腔隙性脑梗死和小的出血除可造成构音障碍-手笨拙综合征外尚伴有小字征（micrographia）。

以上所述 4 种临床综合征实际上只是解剖学意义的综合征，缺血性腔隙性脑梗死和皮质下或脑干的局限小出血也可造成这些综合征。

（三）诊断要点

1. 脑梗死的临床诊断

（1）动脉粥样硬化性血栓性脑梗死

1）常于安静状态下发病。

2）大多数发病时无明显头痛和呕吐。

3）发病较缓慢，多逐渐进展或呈阶段性进行，多与动脉粥样硬化有关，也可见于动脉炎、血液病等。

4）意识清楚或轻度障碍。

5）有颈内动脉系统和（或）椎基底动脉系统症状和体征。

6）头部 CT 或 MRI 检查：可发现和症状和体征相一致的责任病灶。影像学表现需符合缺血性改变。

7）腰穿脑脊液正常。

（2）脑栓塞

1）急性发病，在数秒、数分钟内达到高峰。

2）多数无前驱症状。

3）意识清楚或有短暂性意识障碍。大块栓塞时可伴有病侧头痛、恶心和呕吐。偶有局部癫痫样表现。

4）有颈动脉系统或椎基底动脉系统的症状和体征。

5）腰穿脑脊液检查正常或有血性，若有红细胞可考虑出血性脑梗死。

6）栓子的来源可分为心源性或非心源性。

7）头部 CT 或 MRI 检查可发现梗死灶。

（3）腔隙性脑梗死

1）发病多由于高血压动脉硬化引起,呈急性或亚急性起病。

2）多无意识障碍。

3）可进行 MRI 检查明确诊断。

4）临床神经症状较轻。

5）腰穿脑脊液（CSF）正常。

2.脑梗死的病因学诊断

（1）病因检查

1）血液成分:包括血常规、红细胞沉降率、凝血功能、血生化等。根据患者的临床情况可适当地增加相应的检查项目,如抗心磷脂抗体、蛋白 C、蛋白 S、抗凝血酶Ⅲ、凝血酶时间、血红蛋白电泳、血清电泳和同型半胱氨酸（homocysteine）的测定。

2）心脏:首先可行心电图、超声心动图检查,有必要时可行 24 h 心电监测心脏节律的变化,必要和有条件时可行经食管超声心动图检查以了解反常栓子的来源。

3）脑动脉和脑血流的检查:可行颈部多普勒超声、经颅多普勒超声（TCD）、磁共振血管造影（MRA 或 MRV）等。必要时可行数字减影脑血管造影（DSA）。

4）血流动力学检查:寻找可以导致脑血流量下降的因素,如低血压、脱水、心脏功能差、大动脉狭窄或梗阻。

（2）全身情况的检查:心脏、血生化、血气、各种免疫指标、胸片及腹部 B 超等。脑栓塞患者更应行对心脏功能的检查。

3.脑梗死的鉴别诊断　脑梗死需与脑出血鉴别,特别是小量脑出血易与脑梗死混淆。但头部 CT 的普遍应用,缺血性脑卒中与出血性脑卒中的鉴别诊断已不再困难。如患者有意识障碍,则应与其他引起昏迷的疾病相鉴别（如代谢性脑病、中毒等）。

（四）治疗方案及原则

1.治疗原则　急性脑梗死的治疗与"时间窗"密切相关。急性脑梗死可分为 3 个阶段,即超早期（指发病 1~6 h 以内）、急性期（1~2 周）和恢复期（>2 周至 6 个月）。要特别重视超早期和急性期的处理,要注意全身综合治疗与个体化相结合,针对不同病情、不同病因采取有针对性的治疗措施。

（1）尽早恢复脑缺血区的血液供应。

（2）防治缺血性脑水肿。

（3）加强监护和护理,预防和治疗并发症。

（4）早期给予系统化及个体化的康复治疗。

2.具体治疗方案

（1）急性期的一般治疗

1）保持呼吸道通畅,减轻脑缺氧,监测血气,预防和治疗褥疮、呼吸道感染及尿路感染,预防肺栓塞、下肢深静脉血栓形成等。

2）调整血压：①缺血性脑卒中后 24 h 内血压升高的患者应谨慎处理。应先处理紧张焦虑、疼痛、恶心呕吐及颅内压增高等情况。血压持续升高至收缩压≥200 mmHg 或舒张压≥110 mmHg，或伴有严重心功能不全、主动脉夹层、高血压脑病的患者，可予降压治疗，并严密观察血压变化。可选用拉贝洛尔、尼卡地平等静脉药物，建议使用微量输液泵给予降血压药，避免使用引起血压急剧下降的药物。②准备溶栓及桥接血管内取栓者，血压应控制在收缩压<180 mmHg、舒张压<100 mmHg。对未接受静脉溶栓而计划进行动脉内治疗的患者血压管理可参照该标准，根据血管开通情况控制术后血压水平，避免过度灌注或低灌注，具体目标有待进一步研究。③卒中后病情稳定，若血压持续≥140/90 mmHg，无禁忌证，可于起病数天后恢复使用发病前服用的降压药物或开始启动降压治疗。④卒中后低血压的患者应积极寻找和处理原因，必要时可采用扩容升压措施。可静脉输注 0.9% 氯化钠注射液纠正低血容量，处理可能引起心输出量减少的心脏问题。

3）血糖：①血糖超过 10.0 mmol/L 时可给予胰岛素治疗。应加强血糖监测，可将高血糖患者血糖控制在 7.8～10.0 mmol/L。②血糖低于 3.3 mmol/L 时，可给予 10%～20% 葡萄糖注射液口服或注射治疗。目标是达到正常血糖。

4）加强护理：加强全身和皮肤护理，防治褥疮；床头保持 30°～45° 以防止吸入性肺炎；保证充足的热量及均衡的营养，保持正常的水、电解质及酸碱平衡。

（2）静脉溶栓治疗：①对缺血性脑卒中发病 3 h 内和 3.0～4.5 h 的患者，应按照适应证、禁忌证和相对禁忌证严格筛选患者，尽快静脉给予 rt-PA 溶栓治疗。使用方法：rt-PA 0.9 mg/kg（最大剂量为 90 mg）静脉滴注，其中 10% 在最初 1 min 内静脉推注，其余持续滴注 1 h，用药期间及用药 24 h 内应严密监护患者。②发病在 6 h 内，可根据适应证和禁忌证标准严格选择患者给予尿激酶静脉溶栓。使用方法为尿激酶 100 万～150 万 IU，溶于生理盐水 100～200 mL，持续静脉滴注 30 min，用药期间应严密监护患者。③小剂量阿替普酶（0.6 mg/kg）静脉溶栓出血风险低于标准剂量，可以减少病死率，但并不降低残疾率，可结合患者病情严重程度、出血风险等因素个体化确定决策。④对发病时间未明或超过静脉溶栓时间窗的急性缺血性脑卒中患者，如果符合血管内取栓治疗适应证，应尽快启动血管内取栓治疗；如果不能实施血管内取栓治疗，可结合多模影像学评估是否进行静脉溶栓治疗。⑤静脉推注替奈普酶（0.4 mg/kg）治疗轻型卒中的安全性及有效性与阿替普酶相似，但不优于阿替普酶。对于轻度神经功能缺损且不伴有颅内大血管闭塞的患者，可以考虑应用替奈普酶。⑥不推荐在临床试验以外使用其他溶栓药物。⑦静脉溶栓治疗是实现血管再通的重要方法，静脉溶栓应尽快进行，尽可能减少时间延误，在 DNT 60 min 的时间内，尽可能缩短时间。⑧静脉溶栓治疗过程中，医师应充分准备应对紧急的不良反应，包括出血并发症和可能引起气道梗阻的血管源性水肿。⑨患者在接受静脉溶栓治疗后尚需抗血小板或抗凝治疗，应推迟到溶栓 24 h 后开始，如果患者接受了血管内取栓治疗，应评估获益与风险后决定是否使用。

（3）血管内介入治疗：①遵循静脉阿替普酶溶栓优先原则，静脉溶栓是血管再通的首选方法。如果该患者符合静脉溶栓和血管内机械取栓指征，应该先接受阿替普酶静脉溶栓治疗。②对存在静脉溶栓禁忌的部分患者使用机械取栓是合理的。③缩短发病到接受血管内治疗的时间，有利于显著改善预后，在治疗时间窗内应尽早实现血管再通，不应等待观察其他治疗的疗效而延误机械取栓。④推荐结合发病时间、病变血管部位、病情严重程度综合评估后决定患者是否接受血管内机械取栓治疗。⑤对发病后不同时间窗内的患者（发病后 6 h 内可以完成股动脉穿刺者、距最后正常时间 6～16 h 及距最后正常时间 16～24 h 者），经严格临床及影像学评估后，可进行血管内机械取栓治疗（参见《中国急性缺血性脑卒中早期血管内介入诊疗指南 2023》）。⑥发病 6 h 内由大脑中动脉闭塞导致的严重卒中且不适合静脉溶栓或未能接受血管内机械取栓的患者，经过严格选择后可在有条件的医院进行动脉溶栓。⑦由后循环大动脉闭塞导致的严重卒中且不适合静脉溶栓或未能接受血管内机械取栓的患者，经过严格选择后可在有条件的单位进行动脉溶栓，虽目前有在发病 24 h 内使用的经验，但也应尽早进行避免时间延误。⑧对于静脉溶栓或机械取栓未能实现血管再通的大动脉闭塞患者，进行补救性动脉溶栓（发病 6 h 内）可能是合理的（Ⅱ级推荐，B 级证据）。⑨紧急颈动脉支架和血管成形术的获益尚未证实，应限于临床试验的环境下使用。

（4）抗血小板治疗：①对于不符合静脉溶栓或血管内取栓适应证且无禁忌证的缺血性脑卒中患者应在发病后尽早给予口服阿司匹林 150～300 mg/d 治疗。急性期后可改为预防剂量（50～300 mg/d）。②溶栓治疗者，阿司匹林等抗血小板药物应在溶栓 24 h 后开始使用，如果患者存在其他特殊情况（如合并疾病），在评估获益大于风险后可以考虑在阿替普酶静脉溶栓 24 h 内使用抗血小板药物。③对不能耐受阿司匹林者，可考虑选用氯吡格雷等抗血小板治疗。④对于未接受静脉溶栓治疗的轻型卒中患者（NIHSS 评分≤3 分），在发病 24 h 内应尽早启动双重抗血小板治疗（阿司匹林和氯吡格雷）并维持 21 d，有益于降低发病 90 d 内的卒中复发风险，但应密切观察出血风险。⑤血管内机械取栓后 24 h 内使用抗血小板药物替罗非班的疗效与安全性有待进一步研究，可结合患者情况个体化评估后决策（是否联合静脉溶栓治疗等）。⑥临床研究未证实替格瑞洛治疗轻型卒中优于阿司匹林，不推荐替格瑞洛代替阿司匹林用于轻型卒中的急性期治疗。替格瑞洛的安全性与阿司匹林相似，可考虑作为有使用阿司匹林禁忌证的替代药物。

（5）抗凝治疗：①对大多数急性缺血性脑卒中患者，不推荐无选择地早期进行抗凝治疗。②对少数特殊急性缺血性脑卒中患者（如放置心脏机械瓣膜）是否进行抗凝治疗，需综合评估（如病灶大小、血压控制、肝肾功能等），如出血风险较小，致残性脑栓塞风险高，可在充分沟通后谨慎选择使用。③特殊情况下溶栓后还需抗凝治疗患者，应在 24 h 后使用抗凝剂。④对存在同侧颈内动脉严重狭窄的缺血性卒中患者，使用抗凝治疗的疗效尚待进一步研究证实。⑤凝血酶抑制剂治疗急性缺血性卒中的有效性尚待更多研究证实。目前这些药物只在临床研究环境中或根据具体情况个体化使用。

（6）降纤酶治疗：对不适合溶栓并经过严格筛选的脑梗死患者，特别是高纤维蛋白原血症者可选用降纤治疗。

（7）他汀类药物：①急性缺血性脑卒中发病前服用他汀类药物的患者，可继续使用该类药物治疗。②在急性期根据患者年龄、性别、卒中亚型、伴随疾病及耐受性等临床特征,确定他汀类药物治疗的种类及强度。

（8）急性期并发症及其他情况的预防与处理

1）脑水肿与颅内压增高:①避免和处理引起颅内压增高的因素,如头颈部过度扭曲、激动、用力、发热、癫痫、呼吸道不通畅、咳嗽、便秘等。②建议对颅内压增高、卧床的脑梗死患者采用抬高头位的方式,通常抬高床头大于30°。③甘露醇和高张盐水可明显减轻脑水肿、降低颅内压,减少脑疝的发生风险,可根据患者的具体情况选择药物种类、治疗剂量及给药次数。必要时也可选用甘油果糖或呋塞米。④对于发病48 h内、60岁以下的恶性大脑中动脉梗死伴严重颅内压增高患者,经积极药物治疗病情仍加重,尤其是意识水平降低的患者,可请脑外科会诊考虑是否行减压术,手术治疗可降低病死率,减少残疾率,提高生活自理率。60岁以上患者手术减压可降低死亡和严重残疾,但独立生活能力并未显著改善。因此,应更加慎重,可根据患者年龄及患者/家属对这种可能结局的价值观来选择是否手术。⑤对压迫脑干的大面积小脑梗死患者可请脑外科会诊协助处理。⑥因为缺乏有效的证据及存在增加感染性并发症的潜在风险,不推荐使用糖皮质激素（常规或大剂量）治疗缺血性脑卒中引起的脑水肿和颅内压增高。⑦不推荐在缺血性脑水肿发生时使用巴比妥类药物,应进一步研究低温治疗重度缺血性脑卒中的有效性和安全性。

2）梗死后出血性转化:①症状性出血转化,停用抗栓（抗血小板、抗凝）治疗等致出血药物。②恢复开始抗凝和抗血小板治疗时机,对需要抗栓治疗的患者,可于症状性出血转化病情稳定后10 d～数周后开始抗栓治疗,应权衡利弊;对于再发血栓风险相对较低或全身情况较差者,可用抗血小板药物代替华法林。

3）癫痫:①不推荐预防性应用抗癫痫药物。②孤立发作1次或急性期痫性发作控制后,不建议长期使用抗癫痫药物。③卒中后2～3个月再发的癫痫,建议按癫痫常规治疗进行长期药物治疗。④卒中后癫痫持续状态,建议按癫痫持续状态治疗原则处理。

4）肺炎:①早期评估和处理吞咽困难和误吸问题,对意识障碍患者应特别注意预防肺炎。②疑有肺炎的发热患者应根据病因给予抗感染治疗,但不推荐预防性使用。

5）排尿障碍与尿路感染:①有排尿障碍者,应早期评估和康复治疗。②尿失禁者应尽量避免留置尿管,可定时使用便盆或便壶。③尿潴留者应测定膀胱残余尿,可配合物理按摩、针灸等方法促进恢复排尿功能。必要时可间歇性导尿或留置导尿。④有尿路感染者根据病情决定抗感染治疗,但不推荐预防性使用。

6）深静脉血栓形成和肺栓塞:①鼓励患者尽早活动、抬高下肢;尽量避免下肢（尤其是瘫痪侧）静脉输液。②抗凝治疗未显著改善神经功能及降低病死率,且增加出血风险,不推荐在卧床患者中常规使用预防性抗凝治疗（皮下注射低分子肝素或普通肝素）。③对于已发生DVT及肺栓塞高风险且无禁忌者,可给予低分子肝素或普通肝素,有抗凝禁忌者给予阿司匹林治疗。④可联合加压治疗（交替式压迫装置）和药物预防DVT,不推荐常规单独使用加压治疗;但对有抗栓禁忌的缺血性卒中患者,推荐单独应用加压治疗预防 DVT 和肺栓塞。⑤对于无抗凝和溶栓禁忌的 DVT 或肺栓塞患者,首先建议肝素抗凝治疗,症状无缓解的近端 DVT 或肺栓塞患者可给予溶栓治疗。

7)压疮:①对有瘫痪者定期翻身,以防止皮肤受压;保持良好的皮肤卫生,保持营养充足。②易出现压疮患者建议使用特定的床垫、轮椅坐垫和座椅,直到恢复行动能力。

8)营养支持:①患者开始进食前,采用饮水试验进行吞咽功能评估。②发病后注意营养支持,急性期伴吞咽困难者,应在发病 7 d 内接受肠内营养支持。③吞咽困难短期内不能恢复者可早期放置鼻胃管进食,吞咽困难长期不能恢复者可行胃造口进食。

9)卒中后情感障碍:①应评估患者心理状态,注意卒中后焦虑与抑郁症状,必要时请心理专科医师协助诊治。②对有卒中后焦虑、抑郁症状的患者应该行相应干预治疗。

(9)早期康复:①推荐经过规范培训的卒中康复专业人员负责实施康复治疗。②推荐康复专业人员与临床医师合作,对患者病情及神经功能缺损综合评估,确定康复治疗开始时间,制定康复治疗方案及疗程。③在病情稳定的情况下应尽早开始康复治疗,对轻度到中度神经功能障碍的缺血性脑卒中患者可在发病后 24 h 后进行床边康复、早期离床期的康复训练,包括坐、站、走等活动。卧床者病情允许时应注意体位摆放。

(10)生活方式改善:①膳食种类应多样化,能量和营养的摄入应合理,增加食用全谷、豆类、水果、蔬菜和低脂奶制品,减少饱和脂肪酸和反式脂肪酸的摄入。②可适度降低钠和增加钾摄入量,推荐食用含钾代盐,有益于降低血压,从而降低卒中复发风险。③推荐对患者在住院后及时进行营养状态的风险评估;对有营养风险的卒中患者,制定基于个体化的营养计划,给予营养干预,并定期筛查,以减少不良预后风险。④由卫生保健专业人员对合并运动障碍的慢性期缺血性卒中患者进行充分的运动能力筛查,制定个体化运动方案,并进行监督。⑤具有活动能力的患者,急性期后推荐进行每周至少 3～4 次、每次至少 10 min 的中等强度(如快走)或每周至少 2 次、每次至少 20 min 的有氧运动(如快走、慢跑);不推荐对中度(NIHSS 评分 5～12 分)亚急性缺血性卒中患者进行有氧运动训练。⑥推荐患者戒酒或减少酒精摄入量。⑦对尚未戒酒者,饮酒量应适度,男性每日酒精摄入量不超过 24 g,女性减半。⑧对于超重或肥胖的患者,减重可以改善动脉粥样硬化性心脑血管疾病的风险。⑨对于肥胖的患者,推荐根据个体情况采用多种强化改变生活方式的行为策略,以实现体重达标。

(11)二级预防药物依从性与长期管理:①对于诊治缺血性卒中患者的医疗机构,应建立医疗质量监测和持续改进系统,以提高医疗机构及医护人员对二级预防指南的依从性。②建议实施多层面的干预措施(包括临床路径、预先设定的诊疗方案、质量协调员监督、关键绩效指标监测和反馈)等以提升院内临床医生对二级预防等指南推荐建议的依从性。③基于指南的标准化二级预防干预可能对缺血性卒中患者长期药物依从性有效;条件允许者可应用数字化的诊疗决策系统进行药物治疗和生活方式干预,从而提升患者的依从性,减少复发风险。

第二节　急性脑血管病的接诊路径

【案例】

1. **现病史**　患者,女性,50 岁,农民。现因"右侧肢体无力 2 h"来诊,患者 2 h 前如厕后感右侧肢体无力,无意识丧失、恶心呕吐、发热头痛、抽搐、大小便失禁等不适,患者急就诊,完善颅脑 CT 检查未见出血,就诊期间患者症状进行性加重,出现反应迟钝、言语不清等症状,患者处于溶栓窗口期,告知其家属溶栓治疗风险及其收益后予以阿替普酶静脉溶栓治疗,患者溶栓过程中波动进展,双眼左向凝视,右上肢肌力 2 级,目前以"脑梗死"收入医院。自发病以来,患者精神差,反应迟钝,未进饮食,二便正常,体重无明显变化。

2. **既往史**　既往有高血压、糖尿病病史 5 年,未规律诊治。

3. **家族史**　父亲因"脑出血"去世,母亲健在,兄弟姐妹均健在,多人患有"高血压"。子女体健。

4. **生活方式**　久居本地,吸烟 30 年,平均 10 支/d,未戒烟,无饮酒嗜好,无吸毒史,无疫区、疫情、疫水接史,无牧区、矿山、高氟区、低碘区居住史,无工业毒物接触史,无冶游史,无性病等传染性疾病史。

5. **体格检查**　T 36.4 ℃,P 77 次/min,R 18 次/min,BP 180/93 mmHg,被动体位,意识模糊,查体不合作,右侧面瘫,伸舌不能配合,双眼向左侧凝视,混合型失语,双肺呼吸音清晰,未闻及明显干、湿啰音。心前区无隆起,心尖搏动无移位,无心包摩擦感,心率 77 次/min,律齐,各瓣膜听诊区未闻及杂音,四肢肌张力降低,右上肢未见活动,疼痛刺激无活动,可见痛苦表情,右下肢可见活动,未见抬举,具体肌力检查不能配合,腹壁反射正常,双侧肱二头肌、肱三头肌、膝腱、跟腱反射正常,右侧巴宾斯基(Babinski)征阳性。

6. **辅助检查**　生化常规:总胆固醇 5.46 mmol/L,葡萄糖 12.00 mmol/L,低密度脂蛋白 3.42 mmol/L。血常规、凝血功能均未见异常。溶栓前颅脑 CT 未见出血。

一、病史采集

作为急诊科医生,接诊该患者时,应了解哪些病史信息(表 13-1)?

表 13-1　病史采集评分

询问内容		考官提供信息	分值	扣分
一、主要症状描述、病情演变(15分)				
1. 右侧肢体无力症状的问诊	起病形式	急	1	
	诱因	如厕	1	
	发病时间	2 h 前	2	
	持续时间	持续,有波动进展	2	
	伴随症状	失语、凝视、反应迟钝	3	
	缓解因素	无	1	
	诊疗经过	完善颅脑 CT 排除出血后,给予阿替普酶静脉溶栓治疗	4	
2. 其他伴随症状		其他合理的伴随症状也可	1	
二、有无相关病史(3分)				
1. 有无高血压病史		有	1	
2. 有无糖尿病病史		有	1	
3. 有无心、脑血管病病史		无	0.5	
4. 有无高脂血症病史		无	0.5	
三、家族史(2分)		父亲因"脑出血"去世,兄弟姐妹中多人患有"高血压"	2	
四、生活方式、心理及社会因素(5分)				
1. 是否吸烟		吸烟 30 年,每日 10 支	1	
2. 饮食、饮酒		喜油炸食品,不嗜酒	1	
3. 运动情况		无	1	
4. 体重情况		体重无明显变化	0.5	
5. 睡眠情况		无	0.5	
6. 二便		二便如常	0.5	
7. 是否有影响疾病的心理、社会因素		家庭和睦,社会关系好	0.5	
合计			25	

二、体格检查

1. 针对患者目前病情,应做哪些必要的体格检查(表 13-2)?

表 13-2　体格检查评分（口述）

询问内容	考官提供信息	分值	扣分
一、一般项目（2 分）			
1.体温、脉搏、呼吸、血压	T 36.4 ℃,P 77 次/min,R 18 次/min,BP 180/93 mmHg	0.5	
2.身高、体重	身高:167 cm,体重:80 kg,BMI:28.7 kg/m²	0.5	
3 心脏	无杂音,无房颤及其他心律失常	0.5	
4.肺	未闻及干、湿啰音	0.25	
5.腹部	无特殊异常	0.25	
二、重点查体（13 分）			
1.神志	意识模糊	1	
2.语言	混合型失语	1	
3.面瘫	有	1	
4.眼球运动	障碍	1	
5.肌力	右上肢 0 级,右下肢 2 级（大致肌力:患者失语、意识模糊,查体不能配合）	3	
6.平衡	无异常	1	
7.NIHSS 评分	21（意识2+提问2+指令2+凝视2+面瘫2+肢体7+感觉1+语言3）	3	
8.ASPECTS 评分	10	2	
合计		15	

2. 请根据患者情况,给患者进行 NIHSS 评分（每错 1 项扣 0.5 分,扣完为止）（表 13-3）。

表 13-3　NIHSS 评分

项目	分值说明	得分
1a.意识水平:即使因气管插管、语言障碍、口腔气管创伤及绷带包扎等不能全面评价,检查者也必须选择 1 个反应。只有在伤害性刺激不能引起患者的（除反射性体位以外的）任何活动时,才能记 3 分	0 分:清醒;反应灵敏 1 分:不清醒;轻微刺激能唤醒,可遵从命令、回答问题、作出反应 2 分:不清醒;需反复刺激才有注意,或者反应迟钝需要强烈或疼痛的刺激才有活动（非刻板的） 3 分:仅有反射性活动或植物效应或完全无反应、软瘫、无反射	

续表 13-3

项目	分值说明	得分
1b. 意识水平提问:询问患者当前月份及其年龄。回答必须正确(不能按接近程度给予部分打分)。不能理解问题的失语和昏睡者记 2 分。因气管插管、口腔气管创伤、任何原因引起的严重构音障碍、语言障碍或不是继发于失语的任何其他原因,导致不能言语,记 1 分。仅对最初回答评分。检查者不能给予其言语或非言语的提示	0 分:2 个问题回答均正确 1 分:1 个问题回答正确 2 分:2 个问题回答均不正确	
1c. 意识水平指令:先让患者睁眼和闭眼,再让患者非瘫痪侧握拳和伸掌。如果手不能使用,用另一种一步指令代替。有明确尝试但因为无力而不能完成的也算正确。若患者对指令无反应,检查者要给予演示(打手势),然后根据结果(如遵从了 0 个、1 个或 2 个指令)打分。有创伤、截肢或其他生理障碍者,应予适当的一步指令。仅对最初反应评分	0 分:2 项任务执行均正确 1 分:1 项任务执行正确 2 分:2 项任务执行均不正确	
2. 最佳凝视:只测试水平眼球运动。对随意或反射性(眼头反射)眼球运动记分,但不要行冷热水试验。若患者的共轭性眼球偏斜能被随意或反射性活动克服,记 1 分。若为孤立的周围神经麻痹(Ⅲ、Ⅳ、Ⅵ颅神经),记 1 分。对所有失语者,凝视是可以检查的。有眼球创伤、绷带包扎、早已失明或有其他视力或视野损害者,应当检查其反射性运动,这由检查者来决定。与患者的目光接触,然后从一侧向另一侧移动,偶尔能发现部分性凝视麻痹	0 分:正常 1 分:部分性凝视麻痹;单眼或双眼凝视异常,但无强迫偏斜或完全凝视麻痹。 2 分:强迫偏斜,或不能被头眼反射克服的完全凝视麻痹	
3. 视野:用对诊法检查视野(上下象限),要正确选用指数或视威胁。可引导患者。但若能正确地看向有手指活动的那一侧,记为正常。若单眼盲或眼球摘除,按剩余的那一只眼评分。如发现明确的不对称,包括象限盲,记 1 分。若全盲,无论什么原因导致,记 3 分。此时做双侧同时刺激,如果有视觉消退,记 1 分,结果用于"问题 11"	0 分:无视野缺损 1 分:部分偏盲 2 分:完全偏盲 3 分:双侧偏盲(盲,包括皮质盲)	

项目	分值说明	得分
4.面瘫:言语指令或动作示意,要求患者示齿或扬眉和闭眼。对反应差或不能理解的患者,根据伤害性刺激时表情的对称性评分。有面部创伤/绷带、经口气管插管、胶带或其他物理障碍影响面部检查时,应尽可能移开	0分:正常对称运动 1分:轻微瘫痪(鼻唇沟变平,微笑时不对称) 2分:部分瘫痪(下面部完全或几乎完全瘫痪) 3分:一侧或双侧完全瘫痪(上下面部运动消失)	
5.上肢运动:将肢体置于合适的位置——伸臂(掌心向下)90°(坐位)或45°(仰卧)。根据上肢是否在10 s内落下,给予漂移评分。对失语者用声音或手势引导,不用伤害性刺激。依次检查每个肢体,从非瘫痪侧上肢开始。只有在截肢或肩关节融合时,才记为无法测(UN),并写明原因	0分:无漂移;肢体置于90°(或45°)能坚持10 s 1分:漂移;肢体置于90°(或45°),但不到10 s即向下漂移;不碰到床或其他支持物 2分:部分抵抗重力;肢体不能伸到或维持在引导下90°(或45°),向下漂移到床,但能部分抵抗重力 3分:不能抵抗重力;肢体落下 4分:无运动 UN:截肢或关节融合。解释:5a 左上肢;5b 右上肢	
6.下肢运动:将肢体置于合适的位置——抬腿30°(一定是仰卧位)。根据下肢是否在5 s内落下,给予漂移评分。对失语者用声音或手势引导,不用伤害性刺激。依次检查每个肢体,从非瘫痪侧下肢开始。只有在截肢或髋关节融合时,才记为无法测(UN),并写明原因	0分:无漂移;下肢置于30°能坚持5 s 1分:漂移;下肢在接近5 s时落下,但不碰到床 2分:部分抵抗重力;下肢在5 s内落到床上,但能部分抵抗重力 3分:不能抵抗重力;下肢立即落到床上 4分:无运动 UN:截肢或关节融合。解释:6a 左下肢;6b 右下肢	
7.肢体共济失调:目的是发现单侧小脑病变的证据。检查时睁眼。若有视力缺陷,应确保检查在未受损的视野中进行。进行双侧指鼻试验和跟-膝-胫试验。共济失调与无力明显不成比例时记分。若患者不能理解或肢体瘫痪,记为0分。只有在截肢或关节融合时,才记为无法测(UN),并写明原因。盲人用伸展的上肢摸鼻	0分:无共济失调 1分:一个肢体有 2分:两个肢体有 UN:截肢或关节融合,解释	

续表 13-3

项目	分值说明	得分
8. 感觉:检查针刺引起的感觉和表情,昏睡及失语者对伤害性刺激的躲避。只有脑卒中引起的感觉缺失才记为异常。为精确检查偏身感觉缺失,应涉及尽可能多的身体区域[上肢(不是手)、下肢、躯干、面部]。"严重或完全的感觉缺失"记2分,只能在严重或完全的感觉缺失得到明确证实的情况下给予。因此,昏睡和失语者也有可能被记1分或0分。脑干卒中导致双侧感觉缺失者记2分。无反应或四肢瘫者记2分。昏迷者(1a=3)记2分	0分:正常;无感觉缺失 1分:轻到中度感觉缺失;患侧感觉针刺不尖锐或钝;或针刺的表浅疼痛感缺失但有触觉 2分:重度到完全感觉缺失;面、上肢、下肢触觉丧失	
9. 最佳语言:在上述检查中已经获得大量的关于患者理解力的信息。本项检查中,让患者看图片说话,命名卡片上的物体,读语句表上的句子。根据上述全面神经系统检查中患者对所有指令的反应判断其理解力。如果视觉缺损干扰测试,重复句子和自发言语。气管插管者手写。昏迷者(1a=3)记3分。必须给昏睡或不合作者选择一个记分,但3分仅给不能说话且不能执行一步指令者	0分:无失语;正常 1分:轻到中度失语;流利性或理解能力有一定程度的下降,但表达形式及思想的表达无明显受限。然而,言语和(或)理解的减少使关于所提供材料的会话困难或不能进行。例如,在提供材料会话中,检查者可以从患者的反应中识别图片或命名卡片的内容 2分:重度失语;所有交流是通过破碎的语言表达;听者需很多推理、询问、猜测。信息交流的范围受限;听者感觉交流困难。检查者不能识别患者反应中提供的材料 3分:不能说话或者完全失语,无言语或听理解能力	
10. 构音障碍:如果患者被认为是正常的,必须通过让患者读或重复附表上的单词。若有严重的失语,根据自发语言中发音的清晰度评分。只有当气管插管或其他物理障碍不能讲话时,才记为无法测(UN),并写明原因。同时不要告诉患者为什么进行测试	0分:正常 1分:轻到中度;患者至少能含糊地念一些词,并且虽稍有困难但至少能被理解 2分:重度构音障碍;患者言语含糊以致无法理解,但无失语或与失语不成比例,或失音 UN:气管插管或其他物理障碍,解释	
11. 消退和不注意(以前为忽视):在上述检查中已经充分获取了关于忽视的信息。若患者有严重视觉缺失以致无法进行视觉双侧同时刺激,并且皮肤刺激正常,记为正常。若失语,但确实注意到双侧,记分正常。视空间忽视或疾病失认也可被作为异常的证据。因为只有表现异常时才记录异常,所以此项一定是可测的	0分:无异常 1分:视觉、触觉、听觉、空间觉或自身的不注意或者双侧同步刺激时一种感觉形式的消退 2分:严重的偏侧不注意或一种以上感觉形式的消退;不认识自己的手或只对一侧空间有定向力	

3. 根据患者病情,请给予患者进行 ASPECTS 评分(表 13-4)。

表 13-4 ASPECTS 评分

项目	分值	扣分
1. 尾状核(C)	0.5	
2. 豆状核(L)	0.5	
3. 内囊(1C)	0.5	
4. 大脑中动脉前皮质区(M1)	0.5	
5. 岛叶皮质(Ⅰ)	0.5	
6. 大脑中动脉岛叶外侧皮质区(M2)	0.5	
7. 大脑中动脉后皮层区(M3)	0.5	
8. M1 上方的大脑中动脉皮层(M4)	0.5	
9. M2 上方的大脑中动脉皮层(M5)	0.5	
10. M3 上方的大脑中动脉皮层(M6)	0.5	
合计	5	

三、病例分析

你认为患者需要完善的检查、初步诊断、存在的健康问题、目前的治疗及下一步治疗原则有哪些(表 13-5)?

表 13-5 病例分析评分

询问内容	考官提供信息	分值	扣分
一、需要完善的检查(6 分)			
1. 血常规	正常	1	
2. 凝血功能	正常	1	
3. CTA	暂未查	1	
4. CTP	暂未查	1	
5. 溶栓后复查颅脑 CT	暂未查	0.5	
6. 生化全项	总胆固醇 5.46 mmol/L,葡萄糖 12.00 mmol/L,低密度脂蛋白 3.42 mmol/L	0.5	
7. 免疫常规	暂未查	0.5	
8. 血型鉴定	暂未查	0.5	

续表 13-5

询问内容		考官提供信息	分值	扣分
二、初步诊断、存在的健康问题(10 分)				
1. 初步诊断		(1)大脑动脉闭塞脑梗死	2	
		(2)高血压 3 级(很高危)	1	
		(3)2 型糖尿病	1	
		(4)高脂血症	1	
2. 存在的健康问题		(1)心脑血管疾病家族史	1	
		(2)吸烟	1	
		(3)肥胖	1	
		(4)缺乏运动	1	
		(5)未规律就诊、用药,依从性较差	1	
		(6)其他合理的补充项	0.5	
三、目前的治疗及下一步治疗原则(9 分)				
1. 药物治疗		(1)控制血压	1	
		(2)抗血小板聚集	1	
		(3)调脂,稳定斑块	1	
		(4)控制血糖	1	
2. 非药物治疗		(1)责任闭塞颅内外大血管的急诊介入开通	1	
		(2)术后体位摆放	1	
		(3)预防并发症:翻身拍背、下肢气压治疗、按需吸痰、规范静脉穿刺	1	
		(4)营养支持、保持大便通畅、维持水电解质平衡	1	
		(5)尽早开始康复锻炼	0.5	
		(6)血压、血糖监测	0.5	
		(7)其他	0.5	
合计			25	

第十四章

糖尿病酮症酸中毒

第一节 糖尿病酮症酸中毒的基本知识

糖尿病酮症酸中毒(diabetic ketoacidosis,简称 DKA)是由于体内胰岛素活性重度缺乏,胰岛素拮抗激素增加,引起的糖、脂肪和蛋白质的代谢紊乱,以致水、电解质和酸碱平衡失调,出现高血糖、酮症、代谢性酸中毒和脱水为主要表现的临床综合征,是糖尿病的急性并发症,也是内科常见危象之一。

当糖尿病代谢紊乱发展至严重阶段,脂肪分解加速,血清酮体积聚超过正常水平时称为酮血症,尿酮排出增多称为酮尿,此时临床表现统称酮症。酮体中酸基增多,大量消耗体内的储备碱,而发生代谢性酸中毒,称为 DKA;如果病情严重发生昏迷时则称为糖尿病昏迷。

【病因及发病机制】

DKA 的发生与糖尿病类型有关,与病程无关,约20%以上新诊断的 1 型糖尿病和部分 2 型糖尿病患者可出现 DKA。1 型糖尿病有发生 DKA 的倾向,2 型糖尿病在一定诱因下也可发生。在有的糖尿病患者中可以 DKA 为首发表现。发病前常有诱因,如感染、胰岛素治疗患者突然中断治疗或不恰当减量、饮食不当,胰岛素拮抗性药物如糖皮质激素的应用,应激情况如外伤、手术、心脑血管病变等。

各种诱因引起的胰岛素极度缺乏,导致脂肪动员和分解加速,产生大量酮体,包括丙酮、乙酰乙酸和 β-羟丁酸,早期通过组织利用、体液缓冲及肺肾调节代偿,血 pH 可维持正常,当酸性代谢产物的积累超出机体代偿能力时即出现酮症酸中毒。

失水、高血糖、高血酮使血浆渗透压升高,细胞内液向细胞外转移,引起细胞脱水伴渗透性利尿;脂肪分解加速,产生大量酸性代谢产物,排泄带出水分;酮体从肾和肺排出带走大量水分;厌食、恶心呕吐使水摄入量减少及丢失过多;严重失水引起血容量不足,血压下降,甚至循环衰竭。

电解质代谢紊乱、渗透性利尿、厌食、呕吐使钠、钾、氯、磷等电解质摄入减少,丢失增多,引起电解质代谢紊乱。体内总钠缺失,但由于失水引起血液浓缩,血钠一般正常或减低;体内严重缺钾,但由于酸中毒和胰岛素作用不足,钾离子从细胞内逸出,以及血液浓缩、肾功能减退引起钾离子滞留,因此血钾浓度可正常甚或增高。治疗过程中,随着血容量的补充、胰岛素的使用及纠酸治疗后,由于糖原合成和 pH 上升促进钾离子向细胞内移动,可发生严重低血钾,诱发心律失常甚至心搏骤停。

发生 DKA 时,红细胞、糖化血红蛋白增加,2,3-二磷酸甘油酸(2,3-DPG)减少,使血红蛋白与氧的亲和力增高,血氧解离曲线左移。酸中毒时,血氧解离曲线右移,释放氧增加,起代偿作用。若纠正酸中毒过快,失去这一代偿作用,可使组织缺氧加重,引起脏器功能紊乱,尤以脑缺氧加重导致脑水肿最为重要。

严重失水、血容量减少和微循环障碍可导致低血容量性休克;肾灌注量减少引起少尿或无尿,严重者发生急性肾衰竭;严重酸中毒、失水、缺氧、体循环及微循环障碍可导致脑细胞失水或水肿、中枢神经系统功能障碍。

【临床表现】

患者在出现明显的 DKA 前,原有糖尿病症状加重,如口渴、多饮、多尿、疲倦加重,并迅速出现食欲缺乏、恶心、呕吐、极度口渴、尿量剧增;常伴有头痛、嗜睡、烦躁呼吸深快,呼气中含有烂苹果味。后期呈严重的失水、尿量减少、皮肤干燥、弹性差、眼球下陷、脉细速、血压下降、四肢厥冷、反射迟钝或消失,甚至昏迷。

由于 DKA 时心肌收缩力减弱、心搏出量减少,加以周围血管扩张,严重脱水、血压下降、周围循环衰竭。年长有冠心病者可并发心绞痛、心肌梗死、心律不齐或心力衰竭等。

少数病例表现为腹痛(呈弥漫性腹痛),有的相当剧烈,可伴有腹肌紧张、肠鸣音减弱或消失,极易误诊为急腹症,腹痛可能是由于胸下部或上腹部辅助呼吸肌痉挛或因缺钾导致胃扩张或麻痹性肠梗阻所致;也可因肝迅速增大、DKA 毒性产物刺激腹腔神经丛以及合并胰腺炎等所致;老年人糖尿病患者出现腹痛和腹部体征时还应考虑与动脉硬化引起缺血性肠病有关。

根据酸中毒的程度,可以将 DKA 分为轻度、中度、重度。轻度是指仅有酮症而无酸中毒称为糖尿病酮症;中度是指除酮症外,还有轻至中度酸中毒;重度是指酸中毒伴意识障碍(DKA 昏迷),或虽无意识障碍,但 $CO_2CP<10$ mmol/L 者。

【诊断标准】

DKA 的诊断并不困难,对临床凡具有 DKA 症状而疑为 DKA 的患者,立即查末梢血糖、尿糖和尿酮,同时抽血查血糖、血酮、β-羟丁酸、尿素、肌酐、电解质、血气分析等以肯定或排除本病。如果尿糖、尿酮体阳性的同时血糖增高、血 pH 或 CO_2 结合力降低者,无论既往有无糖尿病史即可诊断。DKA 患者昏迷者只占少数,如发现有昏迷时尚应与糖尿病的另外几种危象情况相鉴别,详见表 14-1。

表 14-1　糖尿病并发昏迷的鉴别

鉴别点		酮症酸中毒	低血糖昏迷	高渗性昏迷	乳酸性酸中毒
病史		多发生于青少年、较多有糖尿病史,常有感染、胰岛素治疗中断等病史	有糖尿病史,有注射胰岛素、口服降血糖药、进食过少,体力过度等病史	多发生于老年,常无糖尿病史,常有感染、呕吐、腹泻等病史	常有肝、肾功能不全,低血容量休克、心力衰竭,饮酒,服DBI等病史
起病及症状		慢(2~4 d),有厌食、恶心、呕吐、口渴、多尿、昏睡等	急(以小时计),有饥饿感、多汗、心悸、手颤等交感神经兴奋表现	慢(数日),有嗜睡、幻觉、震颤、抽搐等	较急,有厌食、恶心、昏睡及伴发病的症状
体征	皮肤	失水、燥红	潮湿多汗	失水	失水
	呼吸	深、快	正常	加快	深、快
	脉搏	细速	细速而饱满	细速	细速
	血压	下降	正常或稍高	下降	下降
实验室检查	尿糖	阳性(++++)	阴性或阳性(+)	阳性(++++)	阴性或阳性(+)
	尿酮	阳性(+~+++)	阴性	阴性或阳性(+)	阴性或阳性(+)
	血糖	显著增高,多为16.7~33.3 mmol/L	显著降低<2.8 mmol/L	显著增高,一般为33.3 mmol/L 以上	正常或增高
	血酮	显著增高	正常	正常或稍增高	正常或稍增高
	血钠	降低或正常	正常	正常或显著升高	降低或正常
	pH 值	降低	正常	正常或降低	降低
	CO 结合力	降低	正常	正常或降低	降低
	乳酸	稍升高	正常	正常	显著升高
	血浆渗透压(mOsm/L)	正常或稍升高	正常	显著升高,常>350	正常

【实验室相关检查】

1. 血糖和尿糖　血糖多波动在 16.7~33.3 mmol/L,有时可达 55.5 mmol/L 以上。若大于 33.3 mmol/L,应考虑同时伴高血糖高渗状态或有肾功能障碍。尿糖强阳性,当肾糖阈升高时,尿糖减少甚至为阴性。可有蛋白尿和管型尿。

2. 酮体　血酮体增高,定量一般>4.8 mmol/L;DKA 时纠正酮体常比纠正高血糖缓慢。当肾功能正常时,尿酮体呈强阳性,但当尿中以 β-羟丁酸为主时易漏诊,肾功能严重损伤时肾小球的滤过率减少可表现为糖尿和酮尿减少甚至消失,因此诊断必须依靠血酮检查。若血 pH 明显降低而尿酮、血酮增加不明显者尚需注意有乳酸中毒的可能。

3.酸中毒　动脉血 pH 下降与血酮体增高呈平行关系,临床上血 pH≤7.1 或 CO_2CP<10 mmol/L 时为重度酸中毒;血 pH 7.1~7.2 或 CO_2CP 10~15 mmol/L,为中度酸中毒;血 pH>7.2 或 CO_2CP 15~20 mmol/L,为轻度酸中毒。

5.电解质改变　血钠、血钾可高,可低,可正常,血氯、血磷、血镁可降低。

6.其他　血浆白细胞可增多,无感染时可达(15~30)×10^9/L,尤以中性粒细胞增高较显著,血红蛋白、血细胞比容增高,反映脱水和血液浓缩情况;血肌酐、尿素氮可轻度升高。

【治疗原则】

DKA 的治疗原则是尽快补液以恢复血容量、纠正失水状态,降低血糖,纠正电解质及酸碱平衡失调,同时积极寻找和消除诱因,防治并发症,降低死亡率。具体措施根据病情的轻重而定,如早期轻症,脱水不严重,酸中毒属于轻症,无循环衰竭,神志清醒者仅需要给予足量正规的胰岛素(RI),每 4~6 h 1 次,每次皮下或肌内注射 10~20 U,并鼓励多饮水,进半流质或流质饮食,必要时静脉补液,同时严密观察病情,随访尿糖、尿酮、血糖、血酮 pH、CO_2CP 等,随时调整胰岛素剂量及补液量,并治疗诱因,一般均能得到控制,恢复到酮症前的情况(图 14-1)。对于中度和重症病例应积极抢救,具体措施如下。

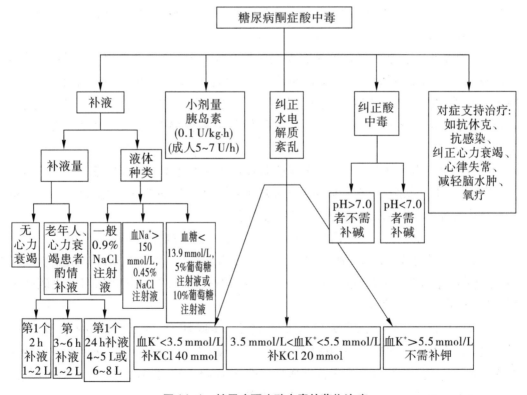

图 14-1　糖尿病酮症酸中毒的药物治疗

（一）生活方式的干预

对已确诊的酮症酸中毒的患者,应立即启动并坚持生活方式干预。

1. 健康饮食　控制碳水化合物摄入,增加蔬菜和蛋白质摄入。控制总热量,能量平衡。膳食营养均衡,满足患者对营养素的需求,减少精致碳水化合物(如白米饭、面食、饼干等)和含糖饮料的摄入,以全谷物或杂豆类替代 1/3 精白米、面等主食,提倡选择低升糖指数的食物。

2. 适量运动　每天进行至少 30 min 的有氧运动,如散步、跑步、游泳等。

3. 戒烟戒酒　科学戒烟,避免被动吸烟。不建议糖尿病患者饮酒。有饮酒习惯的应当戒酒。

4. 保持良好的生活习惯　规律作息,减轻精神压力,保持心情愉悦。

5. 定期体检　每年进行 1 次全面的身体检查,及时发现并控制糖尿病等疾病。

（二）疾病的药物治疗

1. 补液　总量一般按患者体重的 10% 计算,约 4000 ~ 6000 mL/d,应视脱水程度而定。补液速度先快后慢,根据年龄、心肾功能,而调整滴速。一般在前 2 h 补液 1000 ~ 2000 mL,第 3 ~ 4 h 内各输入 300 ~ 500 mL,以后每 4 ~ 6 h 补液 1000 mL 或更多,争取 12 h 内输入 4000 mL 左右。第一个 24 h 输入总量达 4000 ~ 5000 mL,严重失水者可达 6000 ~ 8000 mL。开始选用生理盐水。待血糖降至 13.9 mmol/L 以下,可改用 5% 葡萄液注射液 500 mL 加入 6 ~ 12 U 胰岛素。

2. 小剂量胰岛素疗法　目前主张小剂量胰岛素疗法,以每小时 0.1 U/kg 静脉滴注,一般使血糖每小时降低 3.9 ~ 6.1 mmol/L。开始应 1 ~ 2 h 检测一次血糖,当血糖降至 13.9 mmol/L 以下,可改用 5% 葡萄糖注射液输注,按 2 ~ 4 g 葡萄糖加入 1 U 胰岛素,使患者血糖维持在 11 mmol/L 左右。一直到酮体转阴,尿糖检查(+)时,可以过渡到平日治疗。

小剂量胰岛素疗法的优点是,输注胰岛素每小时 0.1 U/kg,血中浓度可达 100 ~ 200 微单位/mL。该浓度可对酮体生成发挥最大的抑制效应,并能有效地降低血糖,可避免大剂量胰岛素治疗造成的低血糖反应和低血钾。

若治疗 2 h 后血糖无肯定下降,考虑患者存在胰岛素抵抗,剂量可加倍使用。

目前明确认为 DKA 治疗时补碱并非必要及有益。因 DKA 的基础是酮酸生成过多,通过胰岛素治疗后抑制酮体的产生,促进酮体的氧化,且酮体氧化后可产生碳酸氢盐,DKA 时的酸中毒自然会被纠正。

3. 补碱指征　一般不予纠酸,但当血 pH 降至 7.1 或 HCO_3^- 降至 5.0 mmol/L 以下,应予碳酸氢钠纠酸。血 pH<7.0;纠酮治疗后 2 h 血 pH<7.1;CO_2CP<10 mmol/L 或碳酸氢根降至 5 mmol/L;呼吸抑制;严重高钾血症(>6.5 mmol/L);对输液无反应的低血压;治疗后期发生严重的高氯性酸中毒;乳酸性酸中毒。

补碱量:一般使用碳酸氢钠,不用乳酸钠。伴有休克时禁用乳酸钠,因有增加乳酸性酸中毒的可能。先给碳酸氢钠 50 mmol,相当于 5% NaHCO$_3$ 84 mL,用注射用水稀释成 1.4% 溶液,静脉滴注。pH>7.2 或 HCO$_3^-$>15 mmol/L 后,即可停止补碱。

4. 补钾 DKA 时失钾严重,总量可缺少 300 ~ 1000 mmol/L。即使就诊时血钾在 4.0 mmol/L 左右虽属正常,但此时由于酸中毒总体钾已降低,患者常在纠酮治疗 1 ~ 4 h 后发生低钾。

补钾时机:如开始血钾在正常范围,可暂不补钾,但需严密监测,一旦血钾低于 4.0 mmol/L 立即补钾。尿量少于 30 mL/h 不补;血钾高于 5.5 mmol/L 不补。

补钾量:当血钾<3 mmol/L 时,每小时补钾 26 ~ 39 mmol(氯化钾 2 ~ 3 g);当血钾在 3 ~ 4 mmol/L 时,每小时补钾 20 ~ 26 mmol(氯化钾 1.5 ~ 2.0 g);当血钾 4 ~ 5 mmol/L 时,每小时补钾 6.5 ~ 13.0 mmol(氯化钾 0.5 ~ 1.0 g);当血钾>5.5 mmol/L 时,应暂缓补钾。补钾速度快者,必须有心电图监护。待病情好转,血钾正常,已能进食者可改为口服补钾。由于钾随葡萄糖、镁、磷等进入细胞较慢,补钾需进行 5 ~ 7 d 才能纠正钾代谢紊乱。

(三)疾病的管理

早发现,早诊断,及时纠正内分泌代谢紊乱,去除诱因,阻止各种并发症的发生,减少或尽量避免治疗过程中发生意外,降低死亡率等。

发病较紧急、血糖控制差、并发症严重的情况要进行转诊。上转至二级及以上医院的标准如下。

1. 糖尿病急性并发症 严重低血糖或高血糖伴或不伴意识障碍,如糖尿病酮症、疑似为 DK、高血糖高渗状态(AHHS)或乳酸性酸中毒。

2. 糖尿病慢性并发症 如视网膜病变、肾病、神经病变、糖尿病足或周围血管病变的筛查治疗方案的制定和疗效评估在社区处理有困难者。

3. 糖尿病慢性并发症导致严重靶器官损害需要紧急救治者 如急性心脑血管病、糖尿病肾病导致的肾功能不全[eGFR<60 mL/(min·1.73 m^2)或大量蛋白尿、糖尿病视网膜病变导致的严重视力下降以及糖尿病外周血管病变导致的间歇性跛行和缺血性疼痛、糖尿病足溃疡或严重足畸形等,需紧急转诊。

4. 其他 医生判断患者需上级医院处理的情况或疾病时。

第二节 糖尿病酮症酸中毒的接诊路径

【案例】

1. 现病史 患者,男性,45 岁,咳嗽伴发热 2 d,神志不清 1 h,伴呼吸急促,伴恶心、呕吐,无肢体抽搐,无腹泻,无二便失禁,院外不规律口服药物,具体用药不详,由救护车送至急诊室抢救。

2. 既往史 患有糖尿病病史，长期不规律服用二甲双胍、达格列净治疗，效果欠佳；高血压及高脂血症病史数年。

3. 生活方式 有吸烟饮酒史，喜油炸食品。不运动锻炼。家庭和睦。24 岁结婚，配偶体健，育有 1 女。

4. 查体 T 38.5 ℃，P 112 次/min，R 32 次/min，BP 95/46 mmHg，身高 165 cm，体重 80 kg，神志不清，呼之不应，双侧瞳孔等大等圆，对光反射存在，颈软，无抵抗，呼吸深快，呼气中有"烂苹果味"，双肺呼吸音粗，右下肺可闻及湿啰音，心界不大，心率 112 次/min，律齐，各瓣膜听诊区未闻及病理性杂音，心音可，无心包摩擦音。腹软。腹部压痛及反跳痛。查体不合作，双下肢无水肿。四肢肌力查体不合作，双侧巴宾斯基征阴性。

5. 辅助检查 血常规提示：白细胞 13.8×10^9/L，N 89%，Hb 146 g/L，PLT 102×10^9/L。尿糖(++++)，酮体(++++)。动脉血气分析：pH 7.25，HCO_3^- 8 mmol/L。心电图：窦性心动过速。肝肾功能正常，急查血糖 17.2 mmol/L，血总胆固醇 6.1 mmol/L，甘油三酯 3.2 mmol/L，低密度胆固醇 3.8 mmol/L。糖化血红蛋白 10.0%。胸部 CT：右下肺片状渗出影。颅脑 CT：未见明显异常。

一、病史采集

作为急诊科医生，接诊该患者时，应了解哪些病史信息（表 14-2）？

表 14-2　病史采集评分

询问内容		考官提供信息	分值	扣分
一、主要症状描述、病情演变(15 分)				
1.酮症酸中毒	诱因	咳嗽、发热	2	
	多尿	尿量、次数	2	
	多饮	饮水量	2	
	其他伴随症状	神志不清、呼之不应、呼吸深快，呼气中有"烂苹果味"	2	
	有鉴别意义的症状	无肢体抽搐，无二便失禁	3	
	诊疗经过	院外不规律口服药物，具体不详	2	
2.其他伴随症状		其他合理的伴随症状即可	2	
二、有无相关病史(3 分)				
1.有无高血压病史		有	1	
2.有无冠心病病史		无	0.5	
3.有无脑血管病病史		无	0.5	

续表 14-2

询问内容	考官提供信息	分值	扣分
4. 有无高脂血症病史	有	0.5	
5. 有无糖尿病病史	有	0.5	
三、家族史(2分)	未查	2	
四、生活方式、心理及社会因素(5分)			
1. 是否吸烟	有	1	
2. 饮食、饮酒情况	近期饮食欠佳,有饮酒史	1	
3. 运动情况	不运动	1	
4. 体重情况	无明显变化	0.5	
5. 睡眠情况	一般	0.5	
6. 二便情况	二便减少	0.5	
7. 是否有影响疾病的心理、社会因素	无	0.5	
合计		25	

二、体格检查

1. 针对患者目前病情,应做哪些必要的体格检查(表14-3)?

表 14-3 体格检查评分(口述)

询问内容	考官提供信息	分值	扣分
一、一般项目(2分)			
1. 体温、脉搏、呼吸	T 38.5 ℃,P 112 次/min,R 32 次/min	0.5	
2. 神志	神志不清	0.5	
3. 皮肤黏膜颜色	正常	0.25	
4. 神经系统检查	颈软,无抵抗,四肢肌力查体不合作,双侧巴宾斯基征阴性	0.5	
5. 有无眼睑水肿	无	0.25	
二、重点查体(13分)			
1. 身高、体重	身高 165 cm,体重 80 kg	1	
2. 血压	血压 95/46 mmHg	2	
3. 颈部血管检查	听诊未闻及血管杂音	1	
4. 双肺呼吸音	双肺呼吸音粗,右下肺可闻及湿啰音	1	

续表 14-3

询问内容	考官提供信息	分值	扣分
5. 心脏检查(心界、心率、心律、心音、杂音、心包摩擦音等,需描述具体项目至少6项)	心界不大,心率 112 次/min,律齐,心音可,各瓣膜听诊区未闻及病理性杂音,无心包摩擦音	6	
6. 腹部查体	腹软,腹部压痛及反跳痛查体不合作	1	
7. 有无双下肢水肿	无	1	
合计		15	

2. 请根据患者情况,给患者测量血压(表 14-4)。

表 14-4 血压测量评分

评分要点		分值	扣分
测量前沟通与注意事项(1分)	1. 解释血压测量的目的	0.5	
	2. 注意事项,如排尿、禁烟酒咖啡、休息至少 5 min 等	0.5	
体位与血压计同一水平(1分)	1. 坐位或仰卧位,暴露恰当,肘部、血压计"0"点与心脏在同一水平	0.5	
	2. 检查血压计水银柱是否在"0"点、有无气泡	0.5	
气袖位置(1.5分)	1. 触诊确定肱动脉位置,气袖中央在肱动脉表面,松紧合适	1	
	2. 气袖下缘在肘窝上 2~3 cm,听诊器体件置于肱动脉搏动处(不能塞于气袖下)	0.5	
测量方法(1.5分)	1. 边充气边听诊至肱动脉搏动消失,水银柱再升高 30 mmHg,缓慢放气(2~3 mmHg/s)	1	
	2. 双眼平视观察水银柱读数尾数应为 0、2、4、6、8	0.5	
合计		5	

三、病例分析

你认为患者需要完善的检查、初步诊断、存在的健康问题及目前的治疗措施有哪些(表 14-5)?

表 14-5 病例分析评分

询问内容		考官提供信息	分值	扣分
一、需要完善的检查(包括需要转诊上级医院的必要检查)(6分)				
1. 血常规、血酮		白细胞 $13.8×10^9/L$,N 89%,Hb 146 g/L,PLT $102×10^9/L$	1	
2. 尿酮、尿蛋白定量		尿糖(++++),酮体(++++)	1	
3. 颅脑及胸部 CT		胸部 CT:右下肺片状渗出影。颅脑 CT:未见明显异常	1	
4. 心电图		窦性心动过速	1	
5. 血气分析		pH 7.25,HCO_3^- 8 mmol/L	0.5	
6. 生化全项		肝肾功未见明显异常,血糖 17.2 mmol/L,血总胆固醇 6.1 mmol/L,甘油三酯 3.2 mmol/L,低密度胆固醇 3.8 mmol/L	0.5	
7. 糖化血红蛋白		糖化血红蛋白10.0%	0.5	
8. 眼底检查		暂未查	0.5	
二、初步诊断、存在的健康问题(11分)				
1. 初步诊断	(1)糖尿病酮症酸中毒		2	
	(2)肺部感染		2	
	(3)高脂血症、高血压病		2	
2. 存在的健康问题	(1)喜油炸食品		1	
	(2)不运动锻炼		1	
	(3)肥胖		1	
	(4)高血压、高脂血症		1	
	(5)未规律就诊、用药、依从性较差		1	
三、目前的治疗措施(8分)				
1. 药物治疗	(1)二甲双胍 0.5 g po bid		0.5	
	(2)达格列净 10 g po qd		0.5	
	(3)阿托伐他汀 20 mg po qn		0.5	
	(4)降压药物:ACEI 或 ARB 类等		0.5	
2. 非药物治疗	(1)戒烟		1	
	(2)糖尿病饮食		1	
	(3)减轻体重		1	
	(4)规律运动		1	
	(5)保持心理平衡		1	
	(6)血糖监测		1	
合计			25	

第十五章

中暑

第一节　中暑的基本知识

中暑(heat illness)是指人体在高温环境下,由于水和电解质丢失过多、散热功能障碍,引起的热损伤性疾病,以中枢神经系统和心血管系统功能障碍为主要表现,可导致永久性脑损伤、肾衰竭,是一种危及生命的急症,可导致死亡。

中暑是以体温升高不受控制,超出自身散热能力,而下丘脑体温调定中枢的体温调定点常无改变。对高温环境的适应能力不足是致病的主要原因。在大气温度升高(>32 ℃)、湿度较大(>60%)和无风的环境中,长时间工作或强体力劳动,又无足够的防暑降温措施时,缺乏对高温环境适应者极易发生中暑。此外,在室温较高和通风不良的环境中,年老体弱、肥胖者也易发生中暑。通常,高温、高湿(气温高和湿度大)环境较干热(气温高和辐射强)环境更易发生中暑。老年、体弱、疲劳、肥胖、饮酒、饥饿、失水、失盐以及穿着紧身、不透风的衣裤和发热、甲状腺功能亢进、糖尿病、心血管疾病、广泛皮肤损害、先天性汗腺缺乏症和应用阿托品或其他抗胆碱能神经药物而影响汗腺分泌等因素,在暑热季节常为中暑的发病诱因。

中暑损伤主要是由于体温过高(>40.5 ℃)对细胞直接损伤作用,不同温度下,细胞发生适应、损伤或死亡等相应变化,引起酶变性、线粒体功能障碍、细胞膜稳定性丧失和有氧代谢途径中断,导致多器官功能障碍或衰竭。另外,高温环境和运动使心血管将血液更多分布于四肢末端皮肤,这使胃肠道和其他内脏器官血流减少致缺血、内毒素反应和氧化应激。脑部血流减少使新陈代谢和凝血异常,致中枢神经系统功能失调。

【临床表现】

根据临床表现的轻重程度分为以下3种。

1. 先兆中暑　口干、乏力、多汗、头晕、目眩、耳鸣、头痛、恶心、胸闷、心悸、注意力不集中等表现,体温可正常或略高,不超过38 ℃。

2. 轻症中暑　早期循环功能紊乱,包括面色潮红、苍白、烦躁不安、表情淡漠、恶心呕吐、大汗淋漓、皮肤湿冷、脉搏细数、血压偏低、心率加快、体温轻度升高。

3. 重症中暑　痉挛、惊厥、昏迷等神经系统表现,或高热、休克等,分以下3型。

(1)热痉挛(heat cramp):可以是热射病的早期表现,常发生于高温环境下强体力作业或运动时出汗后水和盐分大量丢失,仅补充水或低张液,形成低钠、低氯血症,出现四肢、腹部、背部的肌肉痉挛和疼痛,常发生于腓肠肌,呈对称性和阵发性,也可出现肠痉挛性剧痛。患者意识清楚,体温一般正常。其中横纹肌溶解症是一种非常罕见的并发症,多由长时间的肌肉痉挛引起。

(2)热衰竭(heat exhaustion):由于高热引起脱水、电解质紊乱、外周血管扩张,周围循环容量不足等休克征象,表现为头晕、头痛、恶心、呕吐、脸色苍白、皮肤湿冷、大汗淋漓、呼吸增快、脉搏细数、心律失常、晕厥、肌痉挛、血压下降等。体温正常或略高,一般不超过 40 ℃。若中枢神经系统损害不明显,病情轻而短暂者称为热晕厥(heat syncope),可发展为热射病。常见于老年人、儿童和慢性疾病患者。

(3)热射病(heat stroke):是中暑最严重的类型,也称中暑高热。在高温、高湿或强烈的太阳照射环境中作业或运动数小时(劳力性热射病 exertional heatstroke),或老年、体弱、有慢性疾病患者在高温和通风不良环境中维持数日(非劳力性/经典型热射病 classic heatstroke),热应激机制失代偿,使中心体温骤升,导致中枢神经系统和循环系统功能障碍。患者出现高热、无汗、意识障碍,体温超过 40.5 ℃。可出现皮肤干燥、灼热、谵妄、昏迷、抽搐、呼吸急促、心动过速、瞳孔缩小、脑膜刺激征等表现,严重者出现休克、心力衰竭、脑水肿、ARDS、急性肾损伤、弥散性血管内凝血(DIC)、多器官功能衰竭(MOF)甚至死亡。

【诊断及鉴别诊断】

在高温、高湿环境中劳动和生活时出现体温升高、肌肉痉挛和(或)晕厥,并应排除其他疾病后方可诊断。此外,尚必须与其他疾病鉴别:如热射病必须与脑型疟疾、脑炎、脑膜炎、有机磷农药中毒、中毒性肺炎、细菌性痢疾等鉴别;热衰竭应与消化道出血或异位妊娠、低血糖等鉴别;热痉挛伴腹痛应与各种急腹症鉴别。

【治疗】

(一)先兆及轻症中暑

立即转移到阴凉、通风的环境,口服淡盐水或含盐清凉饮料,休息。对有循环功能紊乱者,可经静脉补充 5% 葡萄糖盐水,密切观察,直至恢复。

(二)重症中暑

1. 热痉挛 主要为补充氯化钠注射液,静脉滴注 5% 葡萄糖盐水或生理盐水 1000 ~ 2000 mL。

2. 热衰竭 及时补足血容量,防止血压下降。可用 5% 葡萄糖盐水或生理盐水静脉滴注,适当补充血浆。必要时监测中心静脉压指导补液。

3. 热射病

(1)降温:快速降温是治疗的首要措施,病死率与体温过高及持续时间密切相关。如果降温延迟,死亡率明显增加。当患者脱离高温环境后立即开始降温,并持续监测体温。降温目标:使核心体温在 10 ~ 40 min 内迅速降至 39 ℃以下,2 h 后降至 38.5 ℃以下。但达到正常提体温时应停止降温,避免体温过低。

降温方法有以下 2 种。

1）体外降温：头部降温可采用冰帽、电子冰帽，或用装满冰块的塑料袋紧贴两侧颈动脉处及双侧腹股沟区。全身降温可使用冰毯，或用冰水擦拭皮肤。

2）体内降温：用 4 ℃盐水 200 mL 灌胃或直肠灌洗，或 4 ℃的 5%葡萄糖盐水 1000 ～ 2000 mL 静脉滴注，开始时滴速控制在 30 ～ 40 滴/min。

（2）液体复苏：①首选晶体液，如生理盐水、葡萄糖注射液、林格液，输液速度控制在尿量 200 ～ 300 mL/h。②第一个 24 h 输液总量可达 6 ～ 10 L，动态监测血压、脉搏和尿量，调整输液速度。③利尿。充分补液扩容后，如尿量仍不达标，可给予呋塞米 10 ～ 20 mg 静脉注射，可根据尿量追加剂量。监测电解质，及时补钾。④碱化尿液。补充碳酸氢钠，使尿 pH>6.5。

（3）血液净化：体温持续高于 40 ℃、持续无尿、高钾血症、尿毒症、严重感染和多器官功能衰竭者可采用床旁血液透析治疗。

（4）综合与对症治疗：保持呼吸道通畅，昏迷或呼吸衰竭者行气管插管，机械辅助通气；脑水肿时予以脱水、激素及头部低温治疗；防治多脏器功能不全；给予质子泵抑制剂预防上消化道出血；适当应用抗生素预防感染等。

第二节　中暑的接诊路径

 【案例】

1. **现病史**　患者，男性，39 岁，因"户外作业 4 h，高热 0.5 h"入院。患者是环卫工人，午后在户外（环境温度 40 ℃）持续工作 4 h 后出现高热 39.8 ℃，伴多汗、乏力、头晕、心悸，由同事护送来院急诊。来院途中已予盐汽水服用 500 mL，急诊就诊时发现患者大汗淋漓，意识模糊，测体温 40.1 ℃，监测血压提示 97/52 mmHg，紧急检查提示肌酸激酶明显升高，即予转入 EICU 进一步诊治。患者本次发病期间，饮食欠佳，饮水少，近日无发热、流涕、咽痛表现；否认与其他发热患者接触史。

2. **既往史**　否认慢性支气管炎、高血压、糖尿病、风湿系统疾病史，否认肝炎、结核等传染疾病史，否认长期大量吸烟饮酒史，否认家族遗传疾病史，父母兄弟子女均体健，否认外出史。

3. **体格检查**　T 40.1 ℃，P 162 次/min，R 32 次/min，BP 97/52 mmHg。意识模糊，脱水貌，查体不合作，大汗淋漓，未闻及异常声音及气味。全身皮肤无散在瘀点、瘀斑，浅表淋巴结未触及肿大。头颅无畸形，眼睑无下垂、无水肿，结膜苍白，巩膜无黄染，瞳孔双侧等大等圆，瞳孔对光反射灵敏，外耳道无溢液，鼻前庭无异常分泌物，口唇稍白，牙龈无出血，扁桃体无红肿、增大，咽部黏膜无明显充血及红肿。颈软，甲状腺无肿大，气管居中，颈静脉无明显充盈。呼吸运动双侧对称，两肺呼吸音粗，未闻及干、湿啰音。心浊音界正常,HR 162 次/min,律齐,各瓣膜听诊区未及病理性杂音。腹软,无压痛、反跳痛及肌紧张,未触及腹部包块。肝脾肋下未触及,肝浊音界正常,肝、脾区无叩击痛,双肾区无叩击痛,移动性浊音(-)。肠鸣音正常。双下肢无水肿,四肢检查不合作。生理反射存在,病理反射未引出。

4. 实验室及影像学检查 血常规检查:WBC 19.7×10⁹/L,N% 90.3%,RBC 4.32× 10^9/L,Hb 145 g/L,PLT 89.0×10⁹/L,Hct 0.56。电解质分析:K⁺ 4.9 mmol/L,Na⁺ 148 mmol/L,Cl⁻ 106 mmol/L。

随机血糖 12.6 mmol/L。BUN 4.1 mmol/L,Cr 143 μmol/L,UA 426 μmol/L。

心肌酶谱检查:CK 2170 IU/L,CK - MB 43 IU/L,LDH 350 IU/L,肌钙蛋白 0.12 IU/L,Mb 599.1 IU/L。

肝功能检查:AST 73 IU/L,ALT 62 IU/L,TB 12.2 μmol/L,DB 3.9 μmol/L,IB 8.3 μmol/L,ALB 36 g/L,GLB 32 g/L。

尿常规检查:白细胞 0~1 个/HP;红细胞 3~5 个/L;尿比重 1.035。

凝血功能检查:PT 11.3 s;INR 0.97;APTT 22.2 s;Fib 2.46 g/L;TT 14 s。

心电图检查:窦性心动过速。

颅脑 CT 扫描:未见异常。

一、病史采集

作为急诊科医生,接诊该患者时,应了解哪些病史信息(表 15-1)?

表 15-1 病史采集评分

询问内容		考官提供信息	分值	扣分
一、主要症状描述、病情演变(10 分)				
1. 发病诱因	户外环境温度	40.1 ℃	1	
	户外工作时间	4 h	1	
2. 发热情况	体温	39.8 ℃	1	
	持续时间	30 min	1	
	有无畏寒或寒战	无	1	
	伴随症状	多汗、乏力、头晕、心悸	1	
3. 诊疗经过		是否到医院就诊;治疗情况:盐汽水 500 mL 口服,效果如何	3	
4. 一般情况		近期饮食欠佳,饮水少	1	
二、有无相关病史(3 分)				
1. 有无高血压病史		无	1	

询问内容	考官提供信息	分值	扣分
2. 有无冠心病病史	无	1	
3. 有无脑血管病病史	无	0.5	
4. 有无慢性支气管炎病史	无	0.5	
三、家族史(2分)	无	2	
四、生活方式、心理及社会因素(5分)			
1. 是否吸烟	无	2	
2. 饮食、饮酒情况	无	1	
3. 有无发热其他情况	近期有无发热、咳嗽、咳痰、咽痛,其他发热患者接触情况	2	
合计		20	

二、体格检查

针对患者目前病情,应做哪些必要的体格检查(表15-2)?

表 15-2 体格检查评分(口述)

询问内容	考官提供信息	分值	扣分
一、一般项目(5分)			
1. 体温、脉搏、呼吸、血压	T 40.1 ℃,P 162 次/min,R 32 次/min,BP 97/52 mmHg	1	
2. 神志	模糊	1	
3. 皮肤黏膜颜色	皮温高,无苍白、发绀	1	
4. 神经系统检查	四肢肌力检查不能配合	1	
5. 有无眼睑水肿	无	1	
二、重点查体(10分)			
1. 颈部血管检查	颈静脉无怒张,颈动脉未闻及明显血管杂音	1	
2. 双肺呼吸音	双肺呼吸音粗,未及干、湿啰音	2	
3. 心脏检查(心界、心率、心律、心音、杂音、心包摩擦音等)	心界不大,心率162 次/min,律齐,未闻及明显杂音,无心包摩擦音	5	
4. 腹部查体	无异常	1	
5. 有无双下肢水肿	无	1	
合计		15	

三、病例分析

你认为患者需要哪些完善的检查、初步诊断、目前的治疗及出院医嘱(表15-3)。

表15-3　病例分析评分表

询问内容	考官提供信息	分值	扣分
一、需要完善的检查(包括需要转诊上级医院的必要检查)(8分)			
1.血常规	WBC 19.7 × 10^9/L，N% 90.3%，RBC 4.32 × 10^9/L，Hb 145 g/L，PLT 89.0×10^9/L，Hct 0.56	2	
2.生化常规	电解质分析：K^+ 4.9 mmol/L，Na^+ 148 mmol/L，Cl^- 106 mmol/L 随机血糖:12.6 mmol/L。BUN 4.1 mmol/L，Cr 143 μmol/L，UA 426 μmol/L 心肌酶谱检查：CK 2170 IU/L，CK－MB 43 IU/L，LDH 350 IU/L，肌钙蛋白 0.12 IU/L，Mb 599.11 U/L 肝功能检查：AST 73 IU/L，ALT 62 IU/L，TB 12.2 μmol/L，DB 3.9 μmol/L，IB 8.3 μmol/L，ALB 36 g/L，GLB 32 g/L	2	
3.尿常规	白细胞 0~1 个/HP；红细胞 3~5 个/L；尿比重 1.035	1	
4.凝血功能	PT 11.3 s；INR 0.97；APTT 22.2 s；Fib 2.46 g/L，TT 14 s	1	
5.心电图	窦性心动过速	1	
6.头颅 CT	头颅 CT 扫描:未见异常	1	
二、初步诊断及治疗(8分)			
1.初步诊断	中暑	3	
2.治疗	(1)降温治疗:降温速度决定患者预后,应在 1 h 内使直肠温度降至 37.8~38.9 ℃	1	
	(2)扩容升压:静脉输注生理盐水及电解质恢复血容量和血压	1	
	(3)适当抗感染:患者救治时白细胞计数明显上升,可考虑根据患者病情,适当抗生素抗感染治疗	1	
	(4)抗凝:尽早抗凝可避免或减轻 DIC 发生率	1	
	(5)防止重要脏器功能障碍(消化系统;尿系统等)	1	
三、出院医嘱(2分)	积极防暑降温	2	
合计		18	

第十六章

溺水

第一节 溺水的基本知识

据不完全统计,我国每年约有 57 000 人因淹溺死亡,而在青少年意外伤害致死的事故中,淹溺事故则成为头号杀手。

国际复苏联盟(ILCOR)将淹溺定义为一种于液态介质中而导致呼吸障碍的过程。淹溺(drowning)可分为淹没(submersion)和浸泡(immersion)。淹没是指面部位于水平面以下或受到水的覆盖,此时数分钟后即可出现窒息与心搏骤停。浸泡是指头部露出于水平面之上,大多数情况下是借助于救生衣时的表现。尽管水花溅在脸上或者在失去意识状况下脸部下垂沉入水中会造成水的误吸,但大多数情况气道是开放的。两类患者都经常会出现低体温。如果淹溺者被救,淹溺过程则中断,称为"非致命性淹溺"。如果是因为淹溺而在任何时候导致死亡的,那么就叫做"致命性淹溺"。

【病理生理】

当患者被水淹没时之后,淹溺者起初会屏住呼吸,在这一过程中,淹溺者会反复吞水。随着屏气的进行,淹溺者会出现缺氧和高碳酸血症。喉痉挛反射可能会暂时地防止水进入到肺内。然而最终这些反射会逐渐减弱,水被吸入肺内。在很多成年人肺中发现大约有 150 mL 的液体,这个液体量(2.2 mL/kg)已足够引起机体出现严重的缺氧症状。虽然吸入 1500 mL 的液体量会改变机体内环境,但实际临床中极少发生。无论肺内水量多少,或是吸入海水还是淡水,从临床的角度共同之处都是缺氧,此时逆转缺氧可以防止心搏骤停。通过有效的人工通气迅速纠正缺氧是淹溺现场急救的关键。无论是现场第一目击者还是专业人员,初始复苏时都应该首先从开放气道和人工通气开始。

【淹溺生存链】

欧洲复苏协会提出了淹溺生存链(图 16-1)的概念,它包括五个关键的环节:预防、识别、提供漂浮物、脱离水面、现场急救。

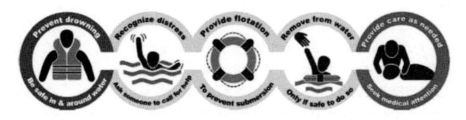

图 16-1　淹溺生存链

【预防】

有关部门应根据水源地情况制定有针对性的淹溺预防措施,包括安置醒目的安全标识或警告牌,救生员要经过专业培训。应对所有人群进行淹溺预防的宣传教育。过饱、空腹、酒后、药后、身体不适者避免下水或进行水上活动。儿童、老年人、伤残人士避免单独接近水源。游泳前应做好热身、适应水温,减少抽筋和心脏病发作的机会。远离激流,避免在自然环境下使用充气式游泳圈。不建议公众使用过度换气的方法进行水下闭气前的准备。如有可能,应从儿童期尽早开始进行游泳训练。在人群中普及心肺复苏术可大大提高淹溺抢救成功率。

【溺水救治策略】

1. 第一目击者的救治　当发生淹溺事件,第一目击者应立刻启动现场救援程序。首先应呼叫周围群众的援助,有条件应尽快通知附近的专业水上救生人员或"110"消防人员。同时应尽快拨打"120"急救电话。第一目击者在专业救援到来之前,可向遇溺者投递竹竿、衣物、绳索、漂浮物等。不推荐非专业救生人员下水救援;不推荐多人手拉手下水救援,不推荐跳水时将头扎进水中。在拨打急救电话时应注意言简意赅,特别要讲清楚具体地点,最好约定明显城市或野外标志物等候,一旦急救车到来可迅速引领医疗人员到现场。不要主动挂掉电话,并保持呼叫电话不被占线。呼叫者应服从于"120"调度人员的询问程序,如有可能,可在调度指导下对患者进行生命体征的判断,如发现患者无意识无呼吸或仅有濒死呼吸,可在"120"调度人员指导下进行徒手心肺复苏。此时,"120"调度人员应指导第一目击者清理患者口腔异物,开放气道,进行人工呼吸和胸外按压。淹溺患者出现心搏骤停不推荐单纯的胸外按压指导。

2. 专业人员水中救援　专业救生人员在进行水中救援时通常会先评估淹溺者存活的可能性。根据临床研究,如果淹没时间少于 10 min,那么淹溺者预后良好的可能性非常高,而如果淹没时间超过 25 min 那么预后极差。年龄、急救系统响应时间、淡水或海水、水温、目击状况对于淹溺者的存活判断并不可靠,但都是影响预后的因素。冰水中发生淹没可能会提高存活时间窗,因而需要延长搜救时间。长时间淹没于冰水或温水被成功复苏且神经功能完全恢复的案例偶有报道,可能和低温对神经细胞的保护有关。

现场营救应尽一切可能。一旦将患者救出,除非有明显的不可逆死亡证据(尸僵、腐烂、断头、尸斑等),均应立即复苏,并在能够保持按压质量的前提下尽量转送到急诊室进一步治疗。除非是浅水跳水、使用水滑道、滑水运动、风筝冲浪、赛舟等高风险情况,否则无需实施脊柱防范措施。不建议救生员在水中常规固定颈椎,应立即将淹溺者移离水中,特别是在淹溺者无脉搏、无呼吸时。一旦将患者救上岸,应在不影响心肺复苏的前提下,尽可能去除湿衣服,擦干身体,防止患者出现体温过低(低于32 ℃)。对于呼吸停止者,尽早开始人工呼吸可增加复苏成功率。专业救生人员可在漂浮救援设施的支持下实施水中通气。不建议非专业救生人员在水中为淹溺者进行人工呼吸。

【基础生命支持】

1. 开放气道　由于淹溺患者的核心病理是缺氧,尽早开放气道和人工呼吸优先于胸外按压。基础生命支持应遵循A–B–C–D顺序,即开放气道、人工通气、胸外按压、早期除颤。上岸后立即清理患者口鼻的泥沙和水草,用常规手法开放气道。不应为患者实施各种方法的控水措施,包括倒置躯体或海姆立克急救法(heimlich maneuver)。开放气道后应尽快进行人工呼吸和胸外按压。

2. 人工通气　淹没后数分钟之内被营救离水的淹溺者很可能出现濒死样呼吸,这时不要将其与正常呼吸相混淆。淹溺患者上岸后应首先开放气道,口鼻内的泥沙水草要及时清理。用5~10 s观察胸腹部是否有呼吸起伏,如没有呼吸或仅有濒死呼吸应尽快给予2~5次人工通气,每次吹气1 s,确保能看到胸廓有效的起伏运动。

3. 胸外按压　如果淹溺者对初次通气无反应,接下来应置其于硬平面上开始胸外按压,按压与通气比遵循30：2。不建议在水中实施胸外按压,不建议实施不做通气的单纯胸外按压。注意提高胸外按压的质量。在初始按压时要根据胸骨弹性调节到胸壁可完全回弹的最大可接受深度,避免肋骨骨折。如果患者出现呕吐应立即将其翻转至一侧,用手指、吸引器等清除呕吐物防止窒息。怀疑脊椎损伤者应整体翻转。

4. 早期除颤　在CPR开始后尽快使用AED。将患者胸壁擦干,连上AED电极片,打开AED,按照AED提进行电击。

5. 气道与呼吸　对尚有自主呼吸的淹溺者,最好采用带有储氧气囊的面罩给予10~15 L/min高流量吸氧。如果氧疗无效,淹溺者出现意识水平下降或发生心搏骤停,则考虑早期气管插管并给予正压通气。在尝试气管插管前应给予充分的预给氧。确认气管插管位置后,调节吸入氧浓度使SpO_2维持在94%~99%。建议以血气分析结果确认氧合与通气是否足够。设置呼吸末正压(PEEP)5~10 cmH_2O,如果严重缺氧则可能需要15~20 cmH_2O的PEEP。如需要可进行胃管减压。

6. 循环系统支持　大多数淹溺者会出现低血容量,需要快速开放静脉通道静脉输液纠正低血容量。淹溺患者心搏骤停后的心律通常是心室静止或无脉性电活动,发生心室颤动很少报道。如果淹溺者心搏骤停,遵循高级生命支持标准流程抢救。如果淹溺者低体温,则按照目标体温管理流程进行处理。院前治疗首选外周大静脉(如肘正中静脉、颈外静脉),紧急骨髓腔内注射可作为替代方法,此时不推荐气管内给药。不管是海水淹溺还是淡水淹溺,如果低血压不能被纠正,均应给予快速的生理盐水补液。无论是海水淹溺还是淡水淹溺,其对人的电解质的影响很小,通常不需要进行特殊治疗。无论淹溺患者是否伴有严重的低体温(低于 30 ℃),只要出现心室颤动就应立即除颤。由于缺氧和低体温的影响,目前没有证据支持给予淹溺患者高剂量肾上腺素的临床收益。故推荐给予标准剂量的肾上腺素(成人:1 mg,IV/IO;儿童及婴儿:0.01 mg/kg,IV/IO,每 3 ~ 5 min 重复)。对于在治疗过程中长时间处于低温状态的患者,需要警惕药物蓄积的问题。

【复苏后高级生命支持】

1.肺损伤　淹溺者肺部主要的病理生理进程是肺表面活性物质被冲洗且功能紊乱,导致肺泡塌陷、肺不张和肺内分流。多重的肺损伤机制导致难治性的低氧血症。淹溺患者发生急性呼吸窘迫综合征(ARDS)的风险很高。淹溺后早期实施保护性通气可改善 ARDS 患者的存活率。无论病情轻重,所有经历过淹溺的患者均应常规到医院观察或治疗。危重患者一旦气管插管成功,应予妥善固定,及时吸引,维持气道通畅。根据临床情况给予保护性通气预防 ARDS。放置胃管减压。常规检查胸片、心电图、血气分析等。大多数患者会发生代谢性酸中毒,此时应首先通过改变呼吸参数予以调节。不推荐常规使用碳酸氢钠。如果患者淹没于污水中则考虑预防性使用抗生素,如果明确有感染则应给予广谱抗生素治疗。

2.循环系统　大多数淹溺患者的循环会在充分给氧、快速晶体注入,恢复正常体温之后变得稳定。当考虑伴有心功能不全时,液体复苏不能稳定循环时,超声心动图结果可指导临床决定如何使用正性肌力药物和缩血管药物。

3.神经预后　神经预后主要取决于缺氧的时间。早期积极进行评估和治疗神经功能恶化。常规治疗的目标是实现正常的血糖值、动脉血氧饱和度、二氧化碳分压,避免任何情况下增加大脑新陈代谢。处于严重低体温的淹溺病人在早期复苏时往往需要实施积极的复温措施。但自主呼吸和循环恢复后,为了改善神经预后则可能受益于主动性的诱导低温。推荐诱导体温的核心温度保持在 32 ~ 36 ℃。对于伴有脑水肿、抽搐的患者,首选较低温度;推荐检查临床症状、电生理、影像、血液标志物进行积极的神经学评测。淹溺复苏后患者要积极预防和处理系统性炎症反应综合征。

4.终止复苏的指征　推荐对所有淹溺患者实施尽可能的医疗救治行为。如有尸斑、腐烂、断头、尸僵等明确不可逆的依据时不实施心肺复苏。在持续高级生命支持条件下 30 min 内未出现任何生命迹象可考虑终止复苏。医疗人员亦可根据具体情况适当延长复苏时间。不建议进行没有意义的过度救治,这种行为浪费了急救医疗资源,降低城市总体抢救成功率。

第二节 溺水的接诊路径

【案例】

1. **现病史** 患者,男性,28岁,因"溺水40 min"入院。患者40 min前在池塘钓鱼时不慎滑落水中,发生淹溺,被附近人员发现后救助上岸,患者意识丧失,给予清理口腔异物、基础心肺复苏后约5 min出现自主呼吸心跳,急呼急救电话"120"紧急送入我院急诊。患者入院后仍意识丧失、呼之不应,生命体征尚稳定,紧急送达我院急诊科抢救间。

2. **既往史** 否认高血压、糖尿病病史,否认肝炎、结核等传染疾病史,否认长期酗酒史,否认家族遗传性疾病史,父母兄弟子女均体健。

3. **体格检查** T 35 ℃,P 65次/min,R 12次/min,BP 95/60 mmHg,浅昏迷状态,呼吸浅弱,平车推入病房,查体欠合作。形体适中,发育正常,全身皮肤无散在瘀点、瘀斑,皮肤巩膜未见黄染,浅表淋巴结未及肿大,双瞳孔等大等圆,直径1.5 mm,对光反射弱,两肺呼吸音粗,未及明显干、湿啰音。HR 65次/min,律齐,各瓣膜听诊区未及明显病理性杂音。腹软,未触及包块。脊柱四肢无畸形,四肢肌力肌张力检查不合作。生理反射存在,病理反射未引出。

4. **实验室及影像学检查**

(1)血常规:Hb 104 g/L,WBC $15.2×10^9$/L,N% 70.6%;PLT $214×10^9$/L。

(2)电解质:K^+ 3.1 mmol/L,Na^+ 135 mmol/L,Cl^- 91 mmol/L。

(3)随机血糖监测:9.2 mmol/L。

(4)生化:BUN 4.1 mmol/L,Cr 62 μmol/L,UA 326 μmol/L。

(5)心肌酶谱:CK 52 IU/L,CK-MB 13 IU/L,LDH 217 IU/L,肌钙蛋白0.12 IU/L,Myo 99.1 IU/L。

(6)血气分析:pH 7.30,$PaCO_2$ 35 mmHg,PaO_2 80 mmHg。

(7)心电图检查:窦性心律(心电图属正常范围)。

(8)颅脑、胸部CT:未见明显异常。

一、病史采集

作为急诊医生,接诊该患者时,应了解哪些病史信息(表16-1)?

表 16-1 病史采集评分

询问内容		考官提供信息	分值	扣分
一、主要症状描述、病情演变(15 分)				
1. 意识不清	诱因	钓鱼时滑落水中发生淹溺	1	
	时间	40 min 前	1	
	其他伴随症状	无	1	
	有鉴别意义的症状	无	1	
	诊疗经过	进行院外急救,随后送入我院急诊	2	
2. 院外救治措施情况	抢救时间	35 min 前	1	
	抢救方式	清理口腔异物,基础心肺复苏	1	
	救治结果	出现自主呼吸心跳	1	
	救治后生命体征采集	稳定	2	
	救治前后情况		1	
	现场救治相关资料		2	
3. 其他伴随症状		无	1	
二、有无相关病史(3 分)				
1. 有无高血压病史		无	1	
2. 有无冠心病病史		无	0.5	
3. 有无脑血管病病史		无	0.5	
4. 有无高脂血症病史		无	1	
三、家族史(2 分)		无	2	
四、生活方式、心理及社会因素(5 分)				
1. 是否吸烟		否	1	
2. 饮食、饮酒情况		无长期酗酒史	1	
3. 平日用药情况		未查	1	
4. 体重情况		未查	0.5	
5. 睡眠情况		未查	0.5	
6. 二便情况		未查	0.5	
7. 是否有影响疾病的心理、社会因素		社会关系良好	0.5	
合计			25	

二、体格检查

1. 针对患者目前病情,你应做哪些必要的体格检查(表16-2)?

表 16-2　体格检查评分(口述)

询问内容	考官提供信息	分值	扣分
一、一般项目(2分)			
1. 体温、脉搏、呼吸	T 35 ℃,P 65 次/min,R 12 次/min	0.5	
2. 神志	浅昏迷状态	0.5	
3. 皮肤黏膜颜色	无瘀点,瘀斑	0.25	
4. 神经系统检查	生理反射存在,病理反射未引出	0.5	
5. 有无眼睑水肿	无	0.25	
二、重点查体(13分)			
1. 皮肤黏膜与溺水缺氧相关的体征	无瘀点,瘀斑	2	
2. 呼吸功能与溺水缺氧相关的体征	呼吸浅弱,两肺呼吸呼吸音粗,未见明显干、湿啰音	2	
3. 心血管功能与溺水相关的体征	暂未查	2	
4. 脑神经功能与溺水缺氧相关的体征	暂未查	2	
5. 胃肠功能相关的体征	暂未查	1	
6. 肾功能异常变化	暂未查	1	
7. 血液系统功能相关的体征	暂未查	1	
8. 瞳孔的体征变化	双瞳孔等大等圆	2	
合计		15	

2. 请根据患者情况,给患者测量血压(表16-3)。

表16-3 血压测量评分

评分要点		分值	扣分
测量前沟通与注意事项(1分)	1. 解释血压测量的目的	0.5	
	2. 注意事项,如排尿、禁烟酒咖啡、休息至少5 min等	0.5	
体位与血压计同一水平(1分)	1. 坐位或仰卧位,暴露恰当,肘部、血压计"0"点与心脏在同一水平	0.5	
	2. 检查血压计水银柱是否在"0"点、有无气泡	0.5	
气袖位置(1.5分)	1. 触诊确定肱动脉位置,气袖中央在肱动脉表面,松紧合适	1	
	2. 气袖下缘在肘窝上2~3 cm,听诊器体件置于肱动脉搏动处(不能塞于气袖下)	0.5	
测量方法(1.5分)	1. 边充气边听诊至肱动脉搏动消失,水银柱再升高30 mmHg,缓慢放气(2~3 mmHg/s)	1	
	2. 双眼平视观察水银柱读数尾数应为0、2、4、6、8	0.5	
合计		5	

三、病例分析

你认为患者需要完善的检查、初步诊断、存在哪些健康问题,以及在抢救溺水患者时的治疗措施有哪些(表16-4)?

表16-4 病例分析评分

询问内容	考官提供信息	分值	扣分
一、需要完善的检查(包括需要转诊上级医院的必要检查,6分)			
1. 神经损伤的相关检测	无异常	1	
2. 特异检验:脑电图、血气分析	脑电图正常,pH 7.30,$PaCO_2$ 35 mmHg,PaO_2 80 mmHg	1	
3. 血常规	Hb 104 g/L,WBC $15.2×10^9$/L,N% 70.6%;PLT $214×10^9$/L	1	
4. 生化	BUN 4.1 mmol/L,Cr 62 μmol/L,UA 326 μmol/L	1	
5. 心电图	窦性心律(心电图属正常范围)	1	
6. 颅脑核磁共振、胸部CT	未见异常	0.5	
7. 血压	BP 95/60 mmHg	0.5	

续表 16-4

询问内容	考官提供信息	分值	扣分
二、初步诊断、存在哪些健康问题（11 分）			
1. 初步诊断	溺水	2	
	电解质紊乱 低钾血症	2	
	代谢性酸中毒	2	
2. 存在的健康问题	窒息缺氧,肺部感染	1	
	酸碱及水电解质平衡	1	
	脑保护及神经功能恢复	1	
	心搏骤停	1	
	弥漫性血管内凝血	1	
三、目前的治疗措施（8 分）			
1. 基础生命支持	呼吸道保护支持:无创或有创通气	1	
	循环系统支持	1	
	生命指标监测	1	
	MODS 疾病的预防	1	
2. 高级生命支持治疗	脑保护	1	
	肺功能保护	1	
	肾功能检测支持治疗	1	
	体温目标维护	1	
合计		25	

四、急诊科急症处理

1. 溺水患者的初步评估　溺水患者有颜面及末梢发绀,呼吸困难,咳嗽、咳粉红色（或白色）泡沫样痰、烦躁不安、意识异常等重症表现时,应直接送入抢救室,立即抢救,注意保暖。

2. 急诊科处理措施　改善通气,纠正低氧。有自主呼吸者可给予高浓度吸氧。无自主呼吸者,应行气管插管或气管切开,辅助机械通气治疗。维持水电解质平衡、纠正酸中毒:给予 5% 碳酸氢钠静脉滴注,以后根据血气分析及生化检查,选择药物治疗。特殊治疗:淡水淹溺者,静脉滴注 3% 氯化钠注射液,以纠正血液稀释;海水淹溺者可静脉滴注 5% 葡萄糖注射液或低分子右旋糖酐,以纠正血液浓缩及血容量不足。防治脑水肿:应用 20% 甘露醇 250 mL、50% 葡萄糖注射液静脉滴注;头部降温;高压氧舱治疗;促进脑组织代谢、保护脑细胞的药物。

3. 溺水患者的转运与后续治疗　在病情得到初步控制后,应尽快将患者转运至重症监护室进行进一步治疗。转运过程中应保持患者生命体征稳定,继续给予必要的治疗措施。在重症监护室,应继续进行密切的监测和治疗,包括维持血容量、调整血管活性药物剂量、控制感染等,直至休克完全纠正。

溺水患者的急诊室处理需要迅速、准确和有效。医生应迅速评估患者情况,给予补充血容量、血管活性药物应用、维持呼吸功能、心电监测和控制感染等综合治疗。在病情得到初步控制后,应及时将患者转运至重症监护室进行后续治疗。通过科学、规范的处理流程,可以最大限度地提高患者的救治成功率。

第十七章

休克

第一节　休克的基本知识

休克是一种由各种原因引起的循环灌注不足的临床综合征,其特征是全身组织灌注减少。根据病因的不同,休克可以分为以下几类。

1.感染性休克　由于严重的细菌感染,导致脓毒血症和全身性炎症反应。

2.低血容量休克　由于大量失血、失液或严重脱水引起的休克。

3.心源性休克　由于严重的心脏疾病,如心肌梗死、严重心律失常等,导致心排血量下降。

4.神经源性休克　由于严重的神经系统疾病或损伤,导致血压调节机制障碍。

5.过敏性休克　由于过敏反应导致血管扩张和血压下降。

【临床表现】

不同类型的休克具有不同的特点和临床表现,具体如下。

1.感染性休克　常伴有高热、寒战、全身乏力等症状,严重时可出现意识障碍、昏迷等。

2.低血容量休克　常因大量失血或严重脱水引起,表现为脉搏细速、血压下降、皮肤湿冷等。

3.心源性休克　心输出量严重下降,导致组织灌注不足,常伴有呼吸困难、乏力、尿量减少等症状。

4.神经源性休克　常因神经系统损伤导致血压调节机制障碍,表现为血压下降、头晕、意识障碍等。

5.过敏性休克　常因过敏反应导致全身血管扩张和血压下降,表现为呼吸困难、喉头水肿、皮疹等症状。

【治疗原则】

休克的治疗原则主要包括以下几个方面。

1.稳定生命体征　维持患者的基本生命体征,如呼吸、心率、血压等。

2.病因诊断　明确休克的病因,针对不同病因采取相应的治疗措施。

3.药物治疗　使用血管活性药物、强心药物、利尿药物等,以维持血压、改善心脏功能、减轻水肿等。

4. 支持治疗　给予吸氧、补充营养等支持治疗,以维持患者的生理需求。

5. 并发症预防与处理　预防和处理各种并发症,如肺部感染、肾功能不全等。

6. 转归评估及跟进管理　定期评估患者的病情转归情况,及时调整治疗方案,并进行长期的跟进管理。

【治疗方案】

根据不同类型的休克,治疗方案也有所不同。以下是几种常见类型休克的详细治疗方案。

1. 感染性休克　针对感染源进行抗感染治疗,同时给予扩容、纠正酸碱平衡紊乱、使用血管活性药物等治疗措施。

2. 低血容量休克　快速补充血容量,可以采用输血或输液等方式。同时给予纠正酸碱平衡紊乱、使用血管活性药物等治疗措施。

3. 心源性休克　积极治疗原发心脏疾病,如心肌梗死等。同时给予强心、利尿等药物治疗措施,严重时需要进行机械通气和机械循环辅助。

4. 神经源性休克　积极治疗原发神经系统疾病或损伤,如脑出血等。同时给予补充血容量、使用血管活性药物等治疗措施。

5. 过敏性休克　立即停止过敏原的接触,同时给予抗过敏治疗,如使用肾上腺素、糖皮质激素等药物治疗措施。严重时需要进行机械通气和机械循环辅助。

【并发症预防与处理】

休克的并发症较多,常见的有肺部感染、肾功能不全等。为了预防和处理这些并发症,可以采取以下措施:加强护理,保持呼吸道通畅,预防肺部感染;定期进行口腔护理;定期更换体位以预防压疮和肺炎;对于需要机械通气的患者,定期进行吸痰处理以保持呼吸道通畅;对于已经出现肺部感染的患者,根据细菌培养结果选择合适的抗生素进行治疗。

第二节　休克的接诊路径

【案例】

1. **现病史**　患者,女性,55 岁,农民,因“腹痛伴恶心、呕吐 3 d,少尿伴意识模糊 1 d”来院。患者 3 d 前无明显诱因下出现恶心呕吐,较频繁,无畏寒发热,无腹泻,曾至当地医院输液抗感染等治疗,1 d 前症状加重,呕吐频繁,尿少,并出现烦躁,意识模糊,急诊送入我院。

2. **既往史**　既往有糖尿病病史 15 年,有高血压病史 5 年。

3. 生活方式 无吸烟及饮酒史。家庭和睦,社会关系好,稍有焦虑。24 岁结婚,配偶体健,育有 1 子。父亲有糖尿病病史,母亲体健。

4. 体格检查 T 35.4 ℃,HR 112 次/min,BP 86/51 mmHg,意识模糊,较为烦躁,皮肤湿冷。皮肤巩膜无黄染,两侧瞳孔直径 3.0 mm,对光反射迟钝。双肺呼吸音清粗,未闻及干、湿啰音;心音低钝,心律齐,未闻及病理性杂音。腹肌稍紧,按压腹部有痛苦表情。双下肢无水肿。四肢肌力检查不配合,双侧巴宾斯基征阴性。

5. 辅助检查

血常规:WBC 37.5×10^9/L,N% 74.3%,Hb 98 g/L,PLT 646×10^9/L。

肾功能:Cr 521 μmol/L,BUN 23.06 mmol/L。

血糖:12.54 mmol/L。

电解质、肝功能:均未见明显异常。

颅脑+胸部+全腹部 CT:①颅脑 CT 未见明显异常;②右肺下叶后基底段结节样病灶;③肠管壁增厚,周围脂肪间隙模糊。

一、病史采集

作为急诊科医生,接诊该患者时,应了解哪些病史信息(表 17-1)?

表 17-1 病史采集评分

询问内容		考官提供信息	分值	扣分
一、主要症状描述、病情演变(15 分)				
1. 现病史	诱因	无	1	
	主要症状	腹痛伴恶心、呕吐	2	
	持续时间	3 d	1	
	其他伴随症状	意识模糊、少尿	2	
	有鉴别意义的症状	无发热,无咳嗽、咳痰,无尿频、尿急、尿痛	4	
	诊疗经过	当地医院输液抗感染治疗	2	
	目前一般情况	饮食、睡眠、大小便可	2	
2. 其他伴随症状		其他合理的伴随症状即可	1	
二、有无相关病史(3 分)				
1. 有无高血压病史		有	1	
2. 有无糖尿病病史		有	1	
3. 有无脑血管病病史		无	1	
三、家族史(2 分)		父亲有糖尿病病史	2	

续表 17-1

询问内容	考官提供信息	分值	扣分
四、生活方式、心理及社会因素(5分)			
1.是否吸烟	不吸烟	1	
2.饮食、饮酒情况	不嗜酒	1	
3.体重情况	体重无明显变化	1	
4.睡眠情况	未查	1	
5.二便情况	尿量少	0.5	
7.是否有影响疾病的心理、社会因素	家庭和睦,社会关系好	0.5	
合计		25	

二、体格检查

1. 针对患者目前病情,应做哪些必要的体格检查(表17-2)?

表 17-2　体格检查评分(口述)

询问内容	考官提供信息	分值	扣分
一、一般项目(4分)			
1.体温、脉搏、呼吸	T 35.4 ℃,HR 112 次/min,BP 86/51 mmHg	1	
2.神志	意识模糊	1	
3.皮肤黏膜颜色	皮肤湿冷,无苍白、发绀	0.5	
4.神经系统检查	四肢肌力检查不配合,双侧巴宾斯基征阴性	1	
5.有无眼睑水肿	无	0.5	
二、重点查体(11分)			
1.身高、体重	暂未测	1	
2.血压	86/51 mmHg(应两侧对比,可口述,未强调双侧扣1分)	2	
3.颈部血管检查	颈静脉无怒张,颈动脉未闻及明显血管杂音	1	
4.双肺呼吸音	双肺呼吸音粗,未闻及干、湿啰音	1	
5.心脏检查(心界、心率、心律、心音、杂音、心包摩擦音等,需描述具体项目至少6项)	心界不大,心率112 次/min,律齐,心音低钝,未闻及明显杂音,无心包摩擦音	4	
6.腹部查体	腹肌稍紧,按压腹部有痛苦表情	1	
7.有无双下肢水肿	无	1	
合计		15	

2.请根据患者情况,给患者测量血压(表17-3)。

表17-3 血压测量评分

评分要点		分值	扣分
测量前沟通与注意事项(1分)	1.解释血压测量的目的	0.5	
	2.注意事项,如排尿、休息至少5 min等	0.5	
体位与血压计同一水平(1分)	1.坐位或仰卧位,暴露恰当,肘部、血压计"0"点与心脏在同一水平	0.5	
	2.检查血压计水银柱是否在"0"点、有无气泡	0.5	
气袖位置(1.5分)	1.触诊确定肱动脉位置,气袖中央在肱动脉表面,松紧合适	1	
	2.气袖下缘在肘窝上2~3 cm,听诊器体件置于肱动脉搏动处(不能塞于气袖下)	0.5	
测量方法(1.5分)	1.边充气边听诊至肱动脉搏动消失,水银柱再升高30 mmHg,缓慢放气(2~3 mmHg/s)	1	
	2.双眼平视观察水银柱读数尾数应为0、2、4、6、8	0.5	
合计		5	

三、病例分析

你认为患者需要完善的检查、初步诊断以及治疗措施有哪些(表17-4)?

表17-4 病例分析评分

询问内容	考官提供信息	分值	扣分
一、需要完善的检查(6分)			
1.血常规	WBC $37.5×10^9$/L,N% 74.3%,Hb 98 g/L,PLT $646×10^9$/L	1	
2.尿常规、尿蛋白定量	暂未查	1	
3.全腹部CT	肠管壁增厚,周围脂肪间隙模糊	1	
4.心电图	窦性心律,大致正常心电图	1	
5.下肢血管超声	暂未查	1	
6.生化全项	Cr 521 μmol/L,BUN 23.06 mmol/L	0.5	
7.合理补充项	降钙素原、血培养等	0.5	

续表17-4

询问内容	考官提供信息	分值	扣分
二、初步诊断(11分)			
初步诊断	1.感染性休克	2	
	2.腹腔感染?	3	
	3.肾功能不全	2	
	4.2型糖尿病	2	
	5.高血压病	2	
三、治疗措施(8分)			
药物及非药物治疗	1.液体复苏,先晶体,后胶体液	2	
	2.血管活性药物,去甲肾上腺素	2	
	3.抗感染治疗	2	
	4.患者急性肾衰竭,必要时可行CRRT治疗	2	
合计		25	

四、休克患者的急救措施

（一）休克患者的初步评估

1. 意识状态　检查患者意识是否清醒,有无昏迷、嗜睡等表现。
2. 皮肤色泽和温度　观察皮肤色泽是否苍白或发绀,皮肤温度是否下降。
3. 血压和心率　迅速测量血压和心率,了解循环状态。
4. 尿量　记录尿量,评估肾灌注情况。
5. 呼吸　检查呼吸频率和深度,有无呼吸困难。

（二）休克患者的急诊处理

1. 补充血容量　根据患者情况,迅速给予晶体液、胶体液或血液制品,以恢复有效循环血量。
2. 血管活性药物应用　在补充血容量的基础上,如血压仍无改善,可给予血管活性药物,如多巴胺、去甲肾上腺素等。
3. 维持呼吸功能　保持呼吸道通畅,给予吸氧,必要时进行机械通气。
4. 心电监测　持续心电监测,及时发现心律失常并给予处理。
5. 控制感染　对于感染性休克患者,应尽早进行病原学检查,并给予有效抗生素治疗。

（三）休克患者的转运与后续治疗

在休克得到初步控制后,应尽快将患者转运至重症监护室进行进一步治疗。转运过程中应保持患者生命体征稳定,继续给予必要的治疗措施。在重症监护室,应继续进行密切的监测和治疗,包括维持血容量、调整血管活性药物剂量、控制感染等,直至休克完全纠正。

（四）总结

休克患者的急诊室处理需要迅速、准确和有效。医生应迅速评估患者情况,给予补充血容量、血管活性药物应用、维持呼吸功能、心电监测和控制感染等综合治疗。在休克得到初步控制后,应及时将患者转运至重症监护室进行后续治疗。通过科学、规范的处理流程,可以最大限度地提高休克患者的救治成功率。

第十八章

异位妊娠破裂

第一节 异位妊娠破裂的基本知识

受精卵于子宫体腔以外着床,称为异位妊娠。

异位妊娠种类有输卵管妊娠、卵巢妊娠、宫颈妊娠、腹腔妊娠、阔韧带妊娠等,其中以输卵管妊娠为最常见,占总数的90%~95%。

【诊断】

(一)症状

1. 病史 常有多年不孕史、盆腔炎史、放置宫内节育器史或服用低剂量单纯孕激素类避孕药物史等。

2. 停经史 绝大多数患者有停经史,也有约25%患者无停经史,停经时间长短与异位妊娠部位有关。间质部妊娠停经时间会较长。

3. 出血 有不规则出血,常被患者误认为月经,血色暗红,有时会有蜕膜管型排出。有5%患者会出现似月经量的出血,应仔细询问病史。

4. 腹痛 95%以上输卵管妊娠患者以腹痛为主诉就诊,输卵管妊娠未破裂时患侧出现隐痛或胀痛。当发生输卵管妊娠破裂或流产时,患者下腹部一侧突然有剧烈的撕裂样痛,疼痛为持续性或阵发性。出血多时可引起恶心、呕吐。全腹疼痛,有时疼痛放射到肩胛部(Danforth征)。

5. 昏厥与休克 休克程度与外出血程度不成正比,与剧烈腹痛并存、休克程度与内出血速度及出血量有关,间质部妊娠一旦破裂常因出血量多而发生严重休克。内出血多时有体温下降。

6. 有排便感 直肠子宫陷凹积血可以引起患者出现肛门坠胀感或里急后重感。

(二)体格检查

1. 一般情况 在异位妊娠未出现内出血前,一般情况好,与正常人无异,有内出血多时,患者面色苍白、出冷汗、血压下降、脉搏快速,体温可稍有升高,不合并感染时一般体温不超过38 ℃,合并感染时则有体温明显升高。

2. 腹部检查 出血量不多时,患侧下腹明显压痛、反跳痛,轻度肌紧张;出血量多时可见腹部膨隆,全腹有腹肌紧张、压痛、反跳痛,以患侧更明显,当腹腔内出血>800 mL 可出现移动性浊音;有时在一侧可触及有明显触痛的包块。个别消瘦而内出血量多者,可在脐周围有发蓝现象,称为卡伦(cullen)征。

3. 妇科检查　阴道大多会有少量出血,后穹隆饱满并有明显触痛;宫颈有明显举痛,子宫略增大而软,出血多时子宫有漂浮感;子宫后方或患侧附件区可扪及触压痛性的包块,包块边界多不清楚。

（三）辅助检查

1. 腹腔内出血时,血红蛋白及红细胞计数下降,白细胞计数正常或稍高。

2. 妊娠试验　尿妊娠试验阳性。测定血人绒毛膜促性腺激素(HCG)为早期诊断异位妊娠的常用手段。异位妊娠时 HCG 往往低于正常宫内妊娠,在 48 h 内增长常不足66%,连续测定有助于与宫内妊娠鉴别。HCG 阴性,不能完全排除异位妊娠,需要应用更为敏感的放射免疫法连续测定。

3. 孕酮测定　异位妊娠时血清孕酮水平较宫内妊娠低。当孕酮达 25 ng/mL 或更高时,98% 患者为正常宫内妊娠;当<5 ng/mL 时无论宫内或输卵管妊娠均提示胚胎已死亡,敏感性几乎可达 100%;绝大多数输卵管妊娠患者孕酮水平介于两者之间。

4. 诊断性刮宫　对于血 HCG 大于 2000 IU/mL 并 HCG 上升异常,B 超不能除外宫内异常妊娠者可行诊断性刮宫术,异位妊娠时子宫内膜可呈蜕膜样改变而无绒毛,或呈 A-S 反应,如出血时间长,内膜也可出现分泌期或增殖期变化。诊刮术后,刮出物送病理检查发现绒毛或血 HCG 迅速下降,即为宫内妊娠,病理检查未发现绒毛,HCG 下降不显著或上升则为异位妊娠。

5. 超声检查　典型图像为:①子宫内不见妊娠囊,内膜增厚。②宫旁一侧见边界不清、回声不均的混合型包块,有时宫旁包块内可见妊娠囊、胚芽及原始胎心搏动。③直肠子宫陷窝处有积液。超声检查结合血 HCG 测定可提高对输卵管妊娠的诊断率。腹部超声能见到孕囊时,血 HCG 应高于 6500 IU/mL;阴道超声能见到孕囊时,血 HCG ≥ 1500 IU/mL。

6. 腹腔穿刺　包括经阴道后穹隆穿刺和经腹壁穿刺,当移动性浊音阳性时常可以抽出陈旧性不凝固的血液,当有血肿或粘连时也可以抽不出血液,但不可以否定异位妊娠的存在。由于阴道 B 超在诊断异位妊娠中的作用,阴道后穹隆穿刺术的使用已有所减少。

7. 腹腔镜检查　腹腔镜检查使得异位妊娠诊断准确率高达 99%,对特殊部位的异位妊娠可以迅速作出诊断同时进行治疗。

【病情评估】

1. 面色苍白、出冷汗、脉弱而快、血压下降。

2. 腹腔内明显移动性浊音。

3. 全腹痛、压痛及反跳痛、右肩部痛。

4. 血红蛋白低为出血性休克,但外出血量与休克不成正比。

5. 昏迷,不能回答问话。

【急诊救治】

(一)输卵管妊娠

1. 大量内出血时的紧急处理 内出血多至休克时,应迅速备血、建立静脉通道、输血、吸氧等抗休克治疗,并尽快手术。快速开腹后迅速找到出血位置,以卵圆钳钳夹患侧输卵管病灶以暂时控制出血,同时快速补充血容量,纠正休克。清除腹腔积血,视病变情况采取以下手术方式。

(1)输卵管切除术:适用于①年龄偏大,已有子女,无生育要求;②输卵管妊娠破裂,破口大,出血多,对侧输卵管正常者;③间质部妊娠及严重内出血有休克者;④陈旧性输管妊娠盆腔血肿过大,输卵管肿块>5 cm 或已有感染者;⑤行保守型手术时无法止血者。对已有多个子女的无生育要求患者,可同时行对侧输卵管绝育术。

(2)保守性手术:只清除妊娠产物,保留输卵管及其功能的手术称为输卵管妊娠的保守性手术。适用于①年轻及未生育妇女;②对侧输卵管已切除尚未生育的妇女;③子女太小,要求保留输卵管功能的妇女。输卵管早期妊娠未破裂或破裂口长度<3 cm,估计术后输卵管长度>5 cm 则可考虑行保守性手术,包括输卵管造口术、输卵管切开缝合术、妊娠物输卵管伞端挤出术等。

(3)输卵管妊娠破裂或流产型内出血,可采用自体血液回收机行自体输血。有以下情况者不宜采用自体输血机。①有发热及感染情况者。②术前曾做过其他手术,如后穹隆穿刺术者。如后穹隆穿刺术消毒情况良好,在穿刺后立即手术,自体输血的危险性不大。③妊娠超过 3 个月,血液中混有羊水时。

2. 无或少量内出血的治疗

(1)药物治疗:药物保守治疗适用于有生育要求的年轻妇女,特别是对侧输卵管已切除或有明显病变者。药物治疗的条件包括以下几点。①患者生命体征平稳,妊娠包块未破裂,无活动性腹腔内出血。②附件包块直径<3 cm。③血 HCG 水平呈上升趋势但<2000 IU/mL。④肝、肾功能正常,白细胞及血小板计数正常。⑤无甲氨蝶呤(MTX)禁忌证者;超声未见胚胎原始血管搏动。采用 MTX 治疗。MTX 是叶酸拮抗剂,可抑制滋养细胞增殖,并导致胚胎死亡。治疗方案:可分为全身用药及局部用药。

(2)全身用药:①MTX-FH4 方案。MTX 1 mg/kg,肌内注射或静脉点滴(1~2 h),隔日 1 次,共 4 次。四氢叶酸(FH4)0.1 mg/kg,肌内注射,隔日 1 次,共 4 次,每次于 MTX 开始用药后的 24 h 开始肌内注射。如第 1、3、5、7 天用 MTX,第 2、4、6、8 天用 FH4。②MTX 单次给药方案。MTX 50 mg/m²,单次大剂量肌内注射,给药后 4~7 d,HCG 下降>15%~25% 则视为有效,可重复给药 1 次。HCG 下降<15%,症状不缓解或加重或有内出血,应考虑手术治疗。

局部给药:将药物直接注射在异位妊娠局部。

（3）应用 MTX 的注意事项：①MTX 为化疗药,可引起骨髓抑制、胃肠道反应及皮疹等不良反应,因此剂量必需精确,体重应在清晨空腹,在尽量减少衣着的情况下测定。②MTX 如不用 CF 应用解毒,1 个疗程剂量不得超过 100 mg,上述个体化剂量治疗时的 FH4 应用,不得晚于 MTX 进入体内 24 小时。③要避免 MTX 药物注入后外溢,由腹腔镜注入者可在注射部位电凝止血,宫颈妊娠采用宫颈侧穿过宫颈肌层注入,注射后局部压迫。④严密观察病情变化,一旦出现内出血症状,应及时手术。⑤应用 MTX 后,至少应避孕 6 个月,以减少胎儿畸形的可能;MTX 用药后每周检查白细胞及血小板,直到停药后 2 周左右,如有轻度肝肾功能障碍者可给予保肝药,口服碳酸氢钠使尿液呈碱性,可增加 MTX 的溶解度,有利于排出及解毒。2～3 周后复查肝功能。

（4）中药治疗:可选用对应的中药膏剂等,加热至皮肤可接受的温度,敷于患侧下腹部治疗。

（二）子宫间质部妊娠

妊娠部位在间质部,常可以妊娠 3～4 个月时发生子宫破裂,出血多而猛烈,可危及患者生命,超声检查对诊断很有帮助。

1. 诊断明确后,不论有无内出血,均应及时手术治疗。

2. 手术可行子宫角部切除,同时切除患侧的输卵管。

（三）腹腔妊娠

原发性腹腔妊娠罕见,常继发于输卵管妊娠破裂或流产后。

1. 不论妊娠期限,一旦明确诊断,及时开腹手术结束妊娠。

2. 因术中可能引起大出血,术前应做好输血准备。

3. 对胎盘的处理可视情况而定:①胎盘附着于大网膜或阔韧带表面时,可切除部分大网膜或腹膜,一并取出胎盘;②胎儿死亡,胎盘循环已停止,剥离胎盘无困难时可考虑一并取出胎盘;胎盘小部分附着在脏器表面,切除这部分脏器不影响其功能和生活质量,可行部分脏器切除;③胎盘附着在腹腔重要脏器(如肝、肠系膜根部或大血管等)的表面,或植入脏器组织内,粘连牢固无法切除者,在近胎盘处切断胎儿脐带并结扎,取出胎儿,可把胎盘留在腹腔内,任其自行吸收,切忌强行剥离而造成大出血或脏器损伤。

4. 如无感染不必常规放置引流管。

5. 术后酌情应用抗菌药。

（四）卵巢妊娠

绝大多数卵巢妊娠均继发于输卵管妊娠之后,原发性卵巢妊娠少见,诊断为原发性卵巢妊娠必需符合以下条件。

1. 双侧输卵管及伞端必需完整,与卵巢无粘连。

2. 胚囊位于卵巢组织内。

3. 卵巢与胚胎必须以卵巢固有韧带与子宫相连。

4. 胚囊的囊壁上有明显的卵巢组织。

治疗以手术为主,可行卵巢楔形切除,应尽量保留正常卵巢组织及输卵管,卵巢切除术应当避免。

（五）宫颈妊娠

1. 胎盘剥离困难,易发生大出血,需做好输血准备。

2. 原则上不应行人工流产或刮宫术。

3. 如在人工流产术过程中发现为此病,可用纱布填塞止血或弗莱氏尿管球囊压迫止血,球囊内注射盐水 10～30 mL。或于宫颈 3 点、9 点处局部缝扎,止血无效行髂内动脉结扎,仍无效行全子宫切除术。

4. 对已有子女,年龄偏大,宫颈妊娠孕周较大,出血风险大或已发生大量出血休克者,可直接行子宫切除术。对于妊娠小于 12 周,病情稳定,阴道出血少,年轻或有生育要求者,可行药物保守治疗。药物量及使用方法与前述异位妊娠保守治疗相同。

5. 药物治疗的过程中及治疗结束后,如无活动出血,可不予刮宫,尽量让妊娠物自然排出,宫颈管妊娠产物在治疗后 9 周内可完全消失。

6. 介入治疗:子宫动脉栓塞是快捷有效的方法,它可以清楚显示出血血管并准确进行栓塞,为宫颈机能的保守治疗创造了条件。经介入治疗有效控制阴道出血后,立即全身或局部 MTX 治疗,最终胚胎组织坏死机化、脱落,或经刮宫手术清除,是目前宫颈妊娠患者保全子宫的最佳治疗方案。

（六）子宫下段切口妊娠

有剖宫产史的妇女,再次妊娠时,胚胎着床在前次剖宫产的切口处,随着妊娠的进展,绒毛与子宫肌层粘连植入,严重者可造成子宫破裂,导致子宫切除。

1. 类型

（1）孕囊种植于切口瘢痕上,向子宫峡部或宫腔生长。

（2）孕囊种植于切口瘢痕的缺损上,向子宫外生长,在孕早期即可导致子宫破裂或出血。

2. B 超诊断依据

（1）妊娠囊位于膀胱与子宫前壁之间。

（2）宫腔内未探及妊娠物。

（3）子宫矢状切面上,子宫前壁不连续。

3. 治疗方法

（1）一经明确诊断,应立刻终止妊娠。凡怀疑本病者不宜刮宫,应先行药物保守治疗。

（2）胚胎死亡、机化,HCG 下降后,等待病灶自行吸收,也可在超声图像显示局部无血流后,行刮宫术。

（3）子宫下段切口妊娠导致子宫破裂,发生不可控制的大出血时,有条件时可行选择性子宫动脉栓塞术,无条件或必需的则需行经腹子宫切口妊娠病灶切除术及子宫修补术,或子宫切除术。

(七)宫内外同时妊娠

近年来,促排卵治疗的应用以及辅助生育技术的开展,使宫内外同时妊娠的发病率明显增高。B超各腹腔镜检查是诊断此病的主要手段,最后确诊还取决于病理学证据。

对于有生育要求的患者,对于宫内外同时妊娠的处理原则是,一旦确诊应积极治疗异位妊娠,同时要避免或减少对宫内妊娠的干扰。有报道局部注射氯化钾或高渗糖水可杀死异位妊娠,而对宫内妊娠无害。具体治疗方法需根据异位妊娠发生的部位、患者及家属对宫内妊娠去留的意见、临床有无内出血的表现等来选择。

(八)子宫残角妊娠

残角子宫是子宫畸形的一种类型,多与发育好的子宫腔不相通,受精卵经过残角子宫侧的输卵管进入残角子宫内妊娠。患者可以有类似流产症状,如胎儿继续生长,往往在孕中期时发生残角子宫自然破裂而引起严重的腹腔内出血致休克。一旦确诊,可以行残角子宫及同侧输卵管切除术,如足月活胎可以行剖宫产后切除残角子宫及同侧输卵管。

第二节　异位妊娠破裂的接诊路径

【案例】

(一)病历资料

1.**现病史**　患者,女性,26岁。停经42 d后阴道流血6 d,下腹痛1 h。患者于6 d前开始少许阴道淋漓出血,10 d前自查尿妊娠试验(±),1 h前突发右下腹撕裂样疼痛伴肛门坠胀感。呕吐1次,为胃内容物,无腹泻,小便正常。

2.**既往史**　2年前人工流产1次,结婚近1年,未避孕,未孕。既往月经(3~4)/30天,血量中等。

3.**体格检查**　T 36.5 ℃,P 124 次/min,R 24 次/min,BP 80/40 mmHg。心率124 次/min,律齐,面色苍白。全腹肌紧张,压痛、反跳痛以右下腹明显,移动性浊音可疑。外阴(-),阴道少许暗色血,宫颈光滑,宫颈举痛(+),后穹隆饱满,子宫前位正常大小,右侧附件区可及一界限不清的质软包块。

4.**辅助检查**　WBC 5.8×10⁹/L,Hb 85 g/L,PLT 210×10⁹/L。

(二)诊疗经过

1.**初步诊断**　异位妊娠破裂、失血性休克、贫血(中度)。

2.**诊治经过**　患者,女性,26岁,停经42 d后阴道流血6 d,下腹痛1 h。2年前人工流产1次,有不孕史。全腹肌紧张,压痛、反跳痛以右下腹为著。妇科检查:宫颈举痛(+),后穹隆饱满,右侧附件区可及界限不清的质软包块,提示异位妊娠破裂。患者BP

80/40 mmHg,P 124 次/min,提示失血性休克。患者面色苍白,Hb 85 g/L,提示贫血(中度)。

(三)病例分析

1. 病例特点

(1)患者女性,26 岁。停经 42 d 后阴道流血 6 d,下腹痛 1 h。

(2)6 d 前开始少许阴道淋漓出血,10 d 前自查尿妊娠试验(±),1 h 前突发右下腹撕裂样疼痛伴肛门坠胀感。

(3)2 年前人工流产 1 次,结婚近 1 年,未避孕,未孕。

(4)辅助检查:宫颈举痛(+),后穹隆饱满,右侧附件区可及界限不清的质软包块,全腹肌紧张,压痛反跳痛以右下腹明显,移动性浊音可疑。

(5)患者 BP 80/40 mmHg,P 124 次/min;面色苍白,Hb 85 g/L。

2. 诊断和诊断依据

(1)诊断:异位妊娠破裂、失血性休克、贫血(中度)。

(2)诊断依据

异位妊娠破裂依据:停经,阴道少量出血,急性下腹痛。人工流产史,不孕史。以右下腹为著的压痛反跳痛。妇科检查:宫颈举痛(+),后穹隆饱满,右侧附件区可及界限不清的质软包块。

失血性休克依据:BP 80/40 mmHg,P 124 次/min。

贫血(中度)依据:面色苍白,Hb 85 g/L。

3. 鉴别诊断

(1)流产:停经、阴道出血及腹痛,β-HCG(+)。常为下腹中央阵痛;如有休克,其程度与阴道出血成正比;B 型超声宫内可见妊娠囊。

(2)卵巢囊肿蒂扭转:急性下腹痛,无停经及阴道流血史;一般无休克及贫血;β-HCG(-);宫旁可及界限清楚的肿物,蒂部压痛明显。B 型超声可协助诊断。

(3)黄体囊肿破裂:急性下腹痛,腹腔内出血体征,阴道后穹隆穿刺也可抽出血液。无停经史,β-HCG(-)。妇科检查患侧附件区有压痛,无肿块触及。B 超可见患侧附件低回声区。

(4)急性输卵管炎:急性下腹痛,无停经及阴道流血,β-HCG(-)。可有发热及白细胞计数升高等炎症表现,后穹隆穿刺可抽出渗出液或脓液。B 型超声可协助诊断。

(5)急性阑尾炎:急性下腹痛,疼痛常由上腹开始,经脐周转移至右下腹持续性痛。无停经及阴道流血,β-HCG(-)。常伴有发热及白细胞计数升高等炎症表现,麦氏点压痛最明显妇科检查无异常。B 型超声可见正常的子宫及双侧附件。

4. 处理方案及基本原则

基本原则:①立即给予患者抗生素治疗,以防止感染。②给予大量液体维持血容量。③立即行手术,以修复破裂的异位妊娠。

处理方案:补充血容量,抗休克治疗同时立即行手术治疗。

一、病史采集

作为急诊科医生,接诊该患者时,应了解哪些病史信息(表18-1)?

表18-1 病史采集评分

考核内容		操作程序及具体要求	分值	扣分
一、现病史 (20分)	1. 根据主诉及相关鉴别询问	发病诱因:性生活、劳累等	4	
		腹痛:性质、程度,有无放射及转移,加重或缓解因素(与体位的关系)	5	
		发热:程度、次数、变化情况	4	
		伴随症状:有无寒战,有无头晕、心悸、大汗、恶心、呕吐、腹泻,有无阴道流血	4	
	2. 一般情况	发病以来饮食、睡眠、大小便情况	3	
二、其他相关病史(5分)	1. 有无药物过敏史		1	
	2. 既往阴道炎病史诊治情况		2	
	3. 与该病有关的其他病史:有无胃肠;疾病病史,有无腹部手术或外伤史		1	
	4. 月经、婚育史,有无停经史		1	
合计			25	

二、体格检查

针对患者目前病情,应做哪些必要的体格检查(表18-2)?

表18-2 体格检查评分(口述)

询问内容	考官提供信息	分值	扣分
一、一般项目(2分)			
1. 体温、脉搏、呼吸	T 36.5 ℃,P 124 次/min,R 24 次/min	0.5	
2. 神志	清楚	0.5	
3. 皮肤黏膜颜色	皮肤温度正常,无苍白、发绀	0.5	
4. 神经系统检查	四肢肌力、肌张力正常	0.25	
5. 有无眼睑水肿	无	0.25	

续表 18-2

询问内容	考官提供信息	分值	扣分
二、重点查体(13分)			
1. 身高、体重	暂未测	1	
2. 血压	80/40 mmHg(应两侧对比,可口述,未强调双侧扣1分)	2	
3. 颈部血管检查	颈静脉无怒张,颈动脉未闻及明显血管杂音	1	
4. 双肺呼吸音	双肺呼吸音清	1	
5. 心脏检查(心界、心率、心律、心音、杂音、心包摩擦音等,需描述具体项目至少6项)	心界不大,心率124次/min,律齐,第一心音不低钝,未闻及明显杂音,无心包摩擦音	1	
6. 腹部查体	全腹肌紧张,压痛、反跳痛,以右下腹明显,移动性浊音可疑	1	
7. 有无双下肢水肿	无	1	
8. 妇科检查	宫颈举痛(+),后穹隆饱满,右侧附件区可及界限不清的质软包块	5	
合计		15	

三、病例分析

你认为患者需要完善的检查、初步诊断、存在的健康问题,以及诊疗措施有哪些(表18-3)?

表 18-3 病例分析评分

询问内容	考官提供信息	分值	扣分
一、需要完善的检查(包括需要转诊上级医院的必要检查,5分)			
1. 血常规	WBC 5.8×10^9/L,Hb 85 g/L,PLT 210×10^9/L	1	
2. 尿、大便常规	正常	1	
3. 心电图	心动过速	1	
4. 下肢血管超声	暂未查	1	
5. 生化全项	暂未查	1	

续表 18-3

询问内容	考官提供信息	分值	扣分
二、初步诊断、存在的健康问题(12 分)			
1.初步诊断	异位妊娠破裂	2	
	包块原因待查?	2	
	下腹痛原因待查?	2	
2.存在的健康问题	育龄期女性	2	
	不孕	2	
	人工流产病史	1	
	阴道流血病史	1	
三、目前的治疗措施(8 分)			
1.药物治疗	甲氨蝶呤静脉滴注	2.5	
	米非司酮片	2.5	
2.非药物治疗	戒烟	0.5	
	给予高热量、高蛋白、高维生素流食或半流食,补充液体	1	
	卧床休息	0.5	
	高热时给予物理降温	0.5	
	禁性生活、盆浴	0.5	
合计		25	

第十九章

胎盘早剥

第一节 胎盘早剥的基本知识

胎盘早剥是指正常位置的胎盘在胎儿娩出前部分或全部从子宫壁剥离。胎盘早剥的病理为胎盘后出血,进而出现临床症状,随着剥离面积增大病情逐级加重,危及胎儿及孕妇生命。

【临床表现】

1. 高危因素 胎盘早剥的高危因素包括产妇有血管病变、机械因素、子宫静脉压升高、高龄多产、外伤及接受辅助生育技术助孕等。

2. 早期表现 常是胎心率首先发生变化,宫缩后子宫弛缓欠佳。触诊时子宫张力增大,宫底增高,严重时子宫呈板状,压痛明显,胎位触及不清;胎心率改变或消失,胎盘早剥Ⅲ级患者病情凶险,可迅速发生休克、凝血功能障碍甚至多器官功能损害(表19-1)。

表19-1 胎盘早剥的分级

分级	临床特征
0级	胎盘后有小凝血块,但无临床症状
Ⅰ级	引导出血;可有子宫压痛和子宫强制性收缩;产妇无休克发生,无胎儿窘迫发生
Ⅱ级	可能有阴道出血;产妇无休克;有胎儿窘迫发生
Ⅲ级	可能有外出血;子宫强制性收缩明显,触诊呈板状;持续性腹痛,产妇发生失血性休克,胎儿死亡;30%的产妇有凝血功能指标异常

3. 典型症状 胎盘早剥的典型症状是阴道出血、腹痛、子宫收缩和子宫压痛。出血特征为陈旧性不凝血。绝大多数发生在孕34周以后。往往是胎盘早剥的严重程度与阴道出血量不相符。后壁胎盘的隐性剥离多表现为腰背部疼痛,子宫压痛不明显。部分胎盘早剥伴有宫缩,但宫缩频率高、幅度低,间歇期也不能完全放松。

【辅助检查】

1. 超声检查 超声检查不是诊断胎盘早剥的敏感手段,准确率在25%左右。超声检查无异常发现也不能排除胎盘早剥,但可用于胎盘早剥的鉴别诊断及保守治疗的病情监测。

2. 胎心监护　胎盘监护用于判断胎儿的宫内状况,胎盘早剥时可出现胎心监护的基线变异消失、变异减速、晚期减速、正弦波形及胎心率缓慢等。

3. 实验室检查　主要监测产妇的贫血程度、凝血功能、肝肾功能级电解质等。进行凝血功能监测和纤溶系统确诊试验,以便及时发现 DIC。

【急诊救治】

胎盘早剥的治疗应根据孕周、早剥的严重程度、有无并发症、宫口开大情况、胎儿宫内状况等决定。

(一)纠正休克

监测产妇生命体征,积极输血、补液维持血液循环系统稳定,有 DIC 表现者要尽早纠正凝血功能障碍。使血红蛋白维持在 100 g/L,血细胞比容>30%,尿量>30 mL/h。

(二)监测胎儿宫内情况

持续监测胎心以判断胎儿的宫内情况。对于有外伤使的产妇,疑有胎盘早剥时,应至少行 4 h 的胎心监护,以早期发现胎盘早剥。

(三)终止妊娠

1. 阴道分娩

(1)如胎儿已死亡,在评价产妇生命体征前提下首选阴道分娩。严重的胎盘早剥常常导致胎儿死亡,如合并凝血功能异常,抢救产妇是治疗重点。应尽快人工破膜减压及促进产程进展,减少出血。缩宫素使用要慎重,以防子宫破裂。如伴有其他异常,如胎儿横位等可行剖宫产术,根据不同情况应该个体化处理。

(2)胎儿存活者,以显性出血为主,宫口已开大,经产妇一般情况较好,估计短时间内能够结束分娩者,人工破膜后可经阴道分娩。分娩过程中严密观察血压、脉搏、宫底高度、宫缩与出血情况,建议全程行胎心监护,了解胎儿宫内状况,并备足血制品。

2. 剖宫产分娩　孕 32 周以上,胎儿存活,胎盘早剥Ⅱ级以上,建议尽快、果断进行剖宫产术,以降低围产儿死亡率。阴道分娩过程中如果出现胎儿宫内窘迫征象或破膜后产程无进展者,应该尽快剖宫产终止妊娠。近足月的轻度胎盘早剥者,病情可随时加重,应考虑终止妊娠并建议剖宫产术分娩为宜。

(四)保守治疗

对于 32～34 周 0～Ⅰ级胎盘早剥者,可予以保守治疗。孕 34 周以前者需给予糖皮质激素促胎肺成熟。孕 28～32 周,以及小于 28 孕周的极早产产妇,如为显性阴道出血、子宫松弛、产妇及胎儿状态稳定时,促胎肺成熟的同时考虑保守治疗。分娩时机应权衡产妇及胎儿的风险后再决定。保守治疗过程中,应密切行超声检查,监测胎盘早剥情况。一旦出现明显阴道出血、子宫张力高、凝血功能障碍及胎儿窘迫时,应立即终止妊娠。

(五)产后出血的处理

由于凝血功能障碍及子宫收缩乏力,胎盘早剥患者常发生产后出血。应给予促宫缩药物,针对性补充血制品。另可采用压迫止血、脉结扎、动脉栓塞、子宫切除等手段控制出血。

(六)严重并发症的处理

强调多学科联合治疗,在 DIC 处理方面,应重点补充血容量及凝血因子,应在改善休克状态的同时及时终止妊娠,以阻止凝血物质继续进入血管内而发生消耗性凝血。对肾功能不全的处理,在改善休克后仍少尿者(尿量<17 mL/h),则给予利尿剂(呋塞米、甘露醇等)处理。注意监测肾功能,维持电解质及酸碱平衡,必要时行血液透析治疗。

第二节　胎盘早剥的接诊路径

【案例】

(一)病历资料

1. **现病史**　患者,女性,30 岁,因"停经 36^{+4} 周,血压升高 2 周,下腹痛伴阴道流血 2 个多小时"急诊入院。患者末次月经为 2023 年 9 月 18 日,预产期为 2024 年 6 月 25 日。停经 40^{+}d 出现早孕反应,停经 16^{+}周自觉胎动至今。孕期顺利,定期产检。2 周前至门诊产检,测血压 152/96 mmHg,水肿(+++),无头疼、头晕、心慌、视物模糊等不适。予以休息、拉贝洛尔 100 mg tid po 降压治疗,未自行监测血压。2 个多小时前突感持续性腹痛,进行性加重,伴有恶心、呕吐、出汗,阴道流鲜血,类似月经量,急诊来院。

2. **既往史**　2 年前因"足妊、臀位"行剖宫产术。否认肝炎病史,否认高血压、糖尿病等慢性疾病史,否认药物、食物过敏史,否认家族遗传性疾病史。否认吸烟、饮酒史。无输血史。

3. **体格检查**　T 36.5 ℃,P 100 次/min,R 26 次/min,BP 180/102 mmHg。心肺无异常,宫底位于脐上 3 指,宫体可及宫缩,持续性不缓解,胎心清,胎心率 176 次/min,阴道扩阴器检查见较多鲜红色血液自宫颈口流出,宫口未开。

4. **辅助检查**

(1)血常规检查:WBC 11.2×10^9/L,N% 78%,Hb 99 g/L,PLT 232×10^9/L。

(2)尿常规:尿蛋白(++)。

(3)血凝检查及肝肾功能检查:均未见明显异常。

(4)急诊彩超检查:宫内晚孕,胎心率快,胎盘增厚(胎儿数为 1,头位,LOA,双顶径 8.4 cm,股骨长 6.8 cm,腹围 32.5 cm,胎盘主要位于前壁,增厚约 6 cm,胎盘成熟度Ⅱ级,羊水指数 13.3 cm,最大深径 5.8 cm。脐动脉 S/D 2.0,胎心率 150 bpm)。

（5）胎心监测：NST 无反应型,胎心率基线 170 bpm,变异差,未见明显减速。

5. 诊疗经过

（1）初步诊断：①胎盘早剥；②胎儿宫内窘迫；③重度子痫前期；④妊娠合并子宫瘢痕；⑤妊娠 36^{+4} 周,$G_2P_1L_1A_0$,LOA。

（2）诊治经过：患者入院后完善相关辅助检查,根据病史,体格检查及辅助检查,胎盘早剥诊断明确,考虑患者胎盘早剥伴有胎儿宫内窘迫,无休克,胎盘早剥分级为Ⅱ级,考虑短时间不能经阴分娩,急诊行子宫下段剖宫产术,术中娩出一早产女婴,阿普如（Apgar）评分 1 min 8 分(呼吸和肌张力各减 1 分),5 min 评 10 分,10 min 评 10 分,胎盘自娩,检查胎盘见胎盘后壁大小约 5 cm×6 cm 陈旧性血块压迹,子宫前壁表面可见范围约 4 cm×5 cm 紫蓝色。术后给予解痉降压治疗,血压维持在 140/90 mmHg 左右,术后 1 d复查血常规:Hb 79 g/L,给予抗贫血治疗,术后 5 d,患者病情稳定出院,出院时情况:血压145/90 mmHg,心肺查体未见明显异常,宫底位于耻骨联合上 2 横指,无压痛,腹部切口对合好,无红肿渗出,恶露少无异味。

（二）病例分析

1. 病例特点

（1）患者,30 岁,因"停经 36^{+4} 周,血压升高 2 周,下腹痛伴阴道流血 2 个多小时"急诊入院,2 年前因"足妊、臀位"行剖宫产术。

（2）孕早中期定期产检,无明显异常,2 周前至门诊产检,测血压 152/96 mmHg,水肿（+++）,无头疼、头晕、心慌、视物模糊等不适。予以休息、拉贝洛尔 100 mg tid po 降压治疗,未自行监测血压。2 个多小时前突感持续性腹痛,进行性加重,伴有恶心、呕吐、出汗,阴道流鲜血,类似月经量,急诊来院。

（3）体格检查:T 36.5 ℃,P 100 次/min,R 26 次/min,BP 180/102 mmHg。心肺无异常,宫底位于脐上 3 指,宫体可及宫缩,持续性不缓解,胎心清,胎心率 176 次/min,阴道扩阴器检查见较多鲜红色血液自宫颈口流出,宫口未开。

（4）辅助检查

1）血常规检查:WBC $11.2×10^9$/L,N% 78%,Hb 99 g/L,PLT $232×10^9$/L。

2）尿常规:尿蛋白(++)。

3）血凝检查及肝肾功能检查均未见明显异常。

4）急诊彩超检查:宫内晚孕,胎心率快,胎盘增厚(胎儿数为 1,头位,LOA,双顶径8.4 cm,股骨长 6.8 cm,腹围 32.5 cm,胎盘主要位于前壁,增厚约 6 cm,胎盘成熟度Ⅱ级,羊水指数 13.3 cm,最大深度 5.8 cm。脐动脉 S/D 2.0,胎心率 150 bpm)。

5）胎心监测:NST 无反应型,胎心率基线 170 bpm,变异差,未见明显加速,未见明显减速。

2. 诊断和诊断依据

（1）诊断:①胎盘早剥；②胎儿宫内窘迫；③重度子痫前期；④妊娠合并子宫瘢痕；

⑤妊娠 36^{+4} 周,$G_2P_1L_1A_0$,LOA。

(2)诊断依据

1)患者因"停经 36^{+4} 周,血压升高2周,下腹痛伴阴道流血2个多小时"急诊入院,2年前因"足妊、臀位"行剖宫产术。

2)2周前至门诊产检,测血压 152/96 mmHg,水肿(+++),2个多小时前突感持续性腹痛,进行性加重,伴有恶心、呕吐、出汗,阴道流鲜血,类似月经量。

3)BP 180/102 mmHg。心肺无异常,宫底位于脐上3指,宫体可及宫缩,持续性不缓解,胎心清,胎心率176次/min,阴道扩阴器检查见较多鲜红色血液自宫颈口流出,宫口未开。

4)急诊彩超检查:宫内晚孕,胎心率快,胎盘增厚(胎儿数为1,头位,LOA,双顶径8.4 cm,股骨长6.8 cm,腹围32.5 cm,胎盘主要位于前壁,增厚约6 cm,胎盘成熟度Ⅱ级,羊水指数13.3 cm,最大深径5.8 cm。脐动脉 S/D 2.0,胎心率150 bpm)。

5)胎心监测:NST 无反应型,胎心率基线 170 bpm,变异差,未见明显加速,未见明显减速。

3.鉴别诊断

(1)前置胎盘:往往为无痛性阴道流血,主要通过B超检查确定胎盘的位置,即可做出判断。该患者B超胎盘位置正常。

(2)临产见红:是由于分娩发动前,宫颈内口附着的胎膜和此处的子宫壁分离,毛细血管破裂而少量出血,少于月经量,与宫颈黏液相混合而排出,常呈粉红色。该患者阴道出血量多、鲜红色,类似月经量。

(3)先兆子宫破裂:患者可有子宫瘢痕史,常发生于分娩过程中由于头盆不称、分娩梗阻产程延长或停滞,患者常表现宫缩强烈,下腹疼痛拒按,阴道少量流血,体格检查腹部见子宫病理性缩复环。

4.处理方案及基本原则 胎盘早剥严重危及母儿生命,母儿的预后取决于处理是否及时与恰当。治疗原则为早期识别,积极处理休克,及时终止妊娠,控制 DIC,解痉降压治疗,减少并发症。

患者重度子痫前期,胎盘早剥Ⅱ级估计短时间不能经阴分娩,及时终止妊娠是治疗关键,终止妊娠同时应积极备血,监测患者生命体征及凝血情况,积极预防产后出血、凝血功能障碍、肾衰竭等严重并发症发生对患者造成更大的伤害。

一、病史采集

作为产科医生,接诊该患者时,应了解哪些病史信息(表19-2)?

表 19-2　病史采集评分

询问内容	考官提供信息	分值	扣分
诱因	血管病变、机械性因素、子宫静脉压升高	1	
阴道流血	量、色	1	
腹痛	部位、性质、持续时间	1	
伴随症状	心慌、出汗、乏力、四肢湿冷	1	
有鉴别意义的症状	腹泻	1	
用药情况	服用拉贝洛尔 100 mg tid po	1	
部位	宫体部	1	
症状	持续性、疼痛拒按	1	
伴随的异常感觉	恶心、呕吐	1	
诊疗经过	未诊治	1	
合计		10	

二、体格检查

针对患者目前病情,你应做哪些必要的体格检查(表 19-3)?

表 19-3　体格检查评分(口述)

询问内容	考官提供信息	分值	扣分
一、一般项目(2 分)			
1. 体温、脉搏、呼吸、血压	T 36.5 ℃,P 100 次/min,R 26 次/min,BP 180/102 mmHg	0.5	
2. 神志	清楚、稍烦躁	0.5	
3. 皮肤黏膜颜色	皮肤黏膜正常、巩膜皮肤无黄染	0.25	
4. 腹部体格检查	上腹部无压痛,肠鸣音活跃;移动性浊音、肝脾触诊阴性	0.25	
5. 有无双下肢水肿	有	0.25	
6. 伴随症状查体	无	0.25	
二、重点查体(15 分)			
1. 心率	100 次/min	1	
2. 血压	BP 180/102 mmHg(应两侧对比,可口述,未强调双侧扣 1 分)	2	

续表 19-3

询问内容	考官提供信息	分值	扣分
3.专科检查	宫高 30 cm,腹围 102 cm	3	
	可触及频繁宫缩,宫缩间隔弛缓缓慢,压痛明显	3	
	胎心率,176 次/min	3	
	阴道扩阴器检查见较多鲜红色血液自宫颈口流出,宫口未开	3	
合计		20	

三、病例分析

你认为患者需要完善的检查、初步诊断,以及患者目前需要的治疗有哪些(表 19-4)?

表 19-4 病例分析评分

询问内容	考官提供信息	分值	扣分
一、需要完善的检查(包括需要转诊上级医院的必要检查,5 分)			
1.血常规	WBC 11.2×10^9/L,N% 78% ,Hb 99 g/L,PLT 232×10^9/L	1	
2.生化常规	正常	1	
3.凝血功能	无异常	1	
4.心电图	暂未查	1	
5.腹部超声	宫内晚孕,胎盘增厚	1	
二、初步诊断(10 分)			
初步诊断	1.胎盘早剥	2	
	2.胎儿宫内窘迫	2	
	3.重度子痫前期	2	
	4.妊娠合并子宫瘢痕	2	
	5.妊娠 36^{+4} 周,$G_2P_1L_1A_0$,LOA	2	
三、目前的治疗措施(10 分)			
1.一般治疗	(1)建立静脉通路	1	
	(2)监测生命体征	1	
	(3)解痉降压治疗	1	
	(4)对症支持抗休克治疗	1	

续表 19-4

询问内容	考官提供信息	分值	扣分
2. 专科治疗	（1）阴道分娩	2	
	（2）剖宫产分娩	2	
	（3）保守治疗	2	
合计		25	

第二十章

产后出血

第一节　产后出血的基本知识

产后出血是指胎儿娩出后 24 h 内,阴道分娩产妇出血量≥500 mL,剖宫产术分娩产妇出血量≥1000 mL,或者失血后伴有低血容量的症状或体征。目前全球很多国家及研究均将产后 24 h 内出血量≥1000 mL,视为严重产后出血,以引起临床重视;此外,临床上将经宫缩剂、持续性子宫按摩或按压等保守措施无法止血,需要外科手术、介入治疗甚至切除子宫的严重产后出血称为难治性产后出血。

【病因】

产后出血的四大原因是子宫收缩乏力、产道损伤、胎盘因素和凝血功能障碍;四大原因可以合并存在,也可以互为因果,每种原因又包括各种病因和高危因素。所有产妇都有发生产后出血的可能,但有一种或多种高危因素者更易发生。值得注意的是,有些产妇即使未达到产后出血的诊断标准,也会出现严重的病理生理改变,如妊娠期高血压、妊娠合并贫血和低体重指数的产妇等。

【诊断】

诊断产后出血的关键在于对出血量的准确测量和估计,低估出血量可能使患者丧失抢救时机。突然大量的产后出血易受到重视和早期诊断,而缓慢、持续的少量出血和血肿易被忽视。出血量的绝对值对不同体重者意义不同,因此最好能计算出血量占总血容量的百分比,非妊娠女性的血容量为 65～70 mL/kg,妊娠末期血容量将增至 100 mL/kg。

常用估计出血量的方法有以下几点。

1. 称重法　又称容积法,这是理论上最准确的估计产后出血量的方法,应作为首选方法。需注意的是,由于往往无法完全收集产后出血而导致估计不准确,尤其是低估可能导致严重后果。有条件者可在阴道分娩时使用一次性收集袋。

2. 休克指数法　休克指数(shock index,SI)= 心率/收缩压。SI 对应的估计出血量见表 20-1。SI 强调重点关注产妇的生命体征,尤其是在称重法不能准确估计出血量的情况下,SI 显得尤为重要,能够作为判断出血严重程度的重要指标。产妇 SI 的正常范围为 0.7～0.9。SI>0.9 时输血率及死亡率将增加。

表 20-1　休克指数与估计出血量的对应关系

休克指数	估计出血量/mL	出血量占血容量的比例/%
<0.9	<500	<20
1.0	1000	20
1.5	1500	30
2.0	≥2500	≥50

3.血红蛋白水平的测定　在产后出血早期,血红蛋白水平常不能准确反映实际出血量;出血及循环稳定后,血红蛋白水平每下降 10 g/L,估计出血量约为 400 mL。

4.生命体征　出血程度与对应的生命体征及临床表现的变化参考表 20-2。

表 20-2　出血程度分级及临床表现

出血级别	出血量占血容量的比例/%	脉搏（次/min）	呼吸（次/min）	收缩压	尿量	毛细血管充盈速度	中枢神经系统症状
Ⅰ级	<15	轻微升高或正常	正常	正常	正常	正常	正常
Ⅱ级	15～30	100～120	正常	正常或稍下降	基本正常	减慢	烦躁
Ⅲ级	30～40	>120	加快	下降	少尿	减慢	烦躁或昏睡
Ⅳ级	>40	>120	显著加快	显著下降<90 mmHg	少尿甚至无尿	减慢或消失	昏睡甚至昏迷

需要强调的是,任何单一方法估计出血量都存在一定的缺陷,容易低估出血量,可以采用多种方法综合评估失血情况。另外,出血速度也是反映病情轻重的重要指标。重症产后出血情况包括出血速度>150 mL/min,3 h 内出血量超过总血容量的 50%,24 h 内出血量超过总出血量。

【急诊救治】

1.尽早呼救及团队抢救　一旦发生产后出血,应该尽早呼救,包括向有经验的助产士、上级医师等求助,启动产后出血抢救流程。发生严重产后出血时,及时组建多学科抢救团队,包括经验丰富的产科医师、助产士及护士、麻醉科医师、妇科医师、血液科医师、重症医学科医师、放射介入科医师等。

2.及早综合评估及动态监测　产后出血抢救过程中,要尽早进行全面的、动态的监测和评估,除了准确估计出血量之外,强调生命体征的严密监测,注意保暖,重视 SI 的变化,一旦发生 SI>0.9,要高度警惕。另外进行基础的实验室检查(血常规、凝血功能、肝肾功能、血气分析等)并动态监测,必要时留置导尿管、记录尿量等。

3.尽早针对病因止血 快速寻找并确定产后出血的病因,进行针对性的止血治疗是控制产后出血的关键。宫缩乏力者积极促宫缩治疗,必要时手术止血;产道损伤者尽快确定损伤部位及时修补止血;胎盘因素导致出血者,根据胎盘具体问题精准处理;凝血功能障碍者,针对性补充凝血因子。

4.尽早容量复苏及成分输血 产后出血导致循环血容量减少的同时,也丢失了红细胞及凝血因子等血液成分,因此,及时合理的容量复苏及成分输血(必要时采用加温输注)是维持和恢复循环血容量、携氧能力及凝血功能的重要措施,控制输入过多晶体液,避免进一步发生稀释性凝血障碍、产科弥漫性血管内凝血 DIC 及多器官功能障碍。

第二节 产后出血的接诊路径

【案例】

(一)病史资料

1.**现病史** 患者,女性,33 岁,因"停经 38^{+6} 周,见红 4 h"入院,末次月经为 2023 年 9 月 1 日,预产期为 2024 年 6 月 8 日,停经 30 多天自测尿妊娠试验阳性,孕早期感恶心、未呕吐,孕 5 个多月自觉胎动至今,孕期无有害物质接触史,无特殊用药史,定期孕检,查血压、血糖无明显异常,查无创低风险,四维及胎儿心脏等无明显异常。4 h 前出现少量阴道流血,伴有不规则下腹坠胀不适,要求入院待产。

2.**既往病史** 否认肝炎病史,否认高血压、糖尿病等慢性疾病史,否认药物、食物过敏史,否认家族遗传性疾病史。否认吸烟、饮酒史。无输血史。

3.**体格检查** T 36.5 ℃,P 80 次/min,R 20 次/min,BP 128/76 mmHg。心肺无异常,宫高 36 cm,腹围 108 cm,骨盆内外测量无明显异常,胎方位 LOA,胎心 142 次/min,宫缩不规律,内诊检查:宫口开大 1 cm,容受 90%,S0。

4.**辅助检查**

血常规:Hb 105 g/L。

尿常规、血凝检查及肝肾功能检查均未见明显异常。

彩超检查提示:双顶径 9.9 cm,腹围 35.1 cm,股骨长 7.4 cm,羊水量正常,胎盘位于右前壁,成熟Ⅱ级。

胎心监测:NST 反应型。

(二)诊疗经过

1.**初步诊断** ①妊娠 38^{+6} 周,G$_2$P$_0$L$_0$A$_1$;②胎方位 LOA。

2.**诊治经过** 积极试产,于 2024 年 5 月 29 日 08:30 规律宫缩,21:30 宫口开全,因会阴体过紧行会阴侧切术,于 23:59 以 LOA 位分娩一成活女婴,体重 3850 g,Apgar 评分

1、5 min 均评 10 分,分娩后阴道流血不多,胎盘胎膜娩出完整,软产道无明显裂伤,为预防产后出血给予缩宫素 20 U 静脉滴注,阴道检查见子宫下段收缩欠佳,给予卡前列氨丁三醇 250 μg,肌内注射预防产后出血,分娩后测血压 127/82 mmHg,心率 90 次/min。患者分娩后 2 h 回病房后按压宫底见大量血块及鲜血流出,约 500 mL,心电监测 BP 90/60 mmHg,心率 100 次/min,给予生理盐水+缩宫素 20 U 静脉滴注,麦角新碱注射液 0.2 mg 肌内注射,以及生理盐水 500 mL 补液治疗,半小时后患者自述肛门坠胀感,行内诊检查再次清出阴道内血块约 200 mL,后未见明显出血。17:00 复查血常规 Hb 80 g/L,05:30 血常规检查提示患者 Hb 65 g/L,红细胞比容 19.5%。产后给予患者输注浓缩红细胞 4 U,产后 3 d 复查 Hb 72 g/L,患者一般情况可,子宫收缩好,阴道流血不多出院。

(三)病例分析

1. 产后出血病因分析 患者入院内诊检查宫口开大 1 cm,S0,容受 90%,自然临产,第一产程 13 小时,第二产程 2 小时 29 分,分娩胎儿 3850 g,分娩后子宫体部收缩好,子宫下段收缩差,可能与胎儿较大有关,产程较长导致子宫下段收缩乏力有关。

同时仔细排查其他导致产后出血病因,患者会阴侧切分娩,分娩后检查软产道无明显裂伤,会阴侧切口缝合好,无活动性出血及血肿,排除产道损伤导致的出血;患者分娩后胎盘胎膜娩出顺利,检查胎盘胎膜完整;排除胎盘因素导致产后出血;患者入院检查凝血功能无异常,排除凝血因素导致产后出血。

2. 出血量估计

(1)称重法:患者产程较长,产程中内检失血无法收集,分娩过程中垫单称重 500 g,但其中包括羊水,估计分娩过程中失血 200 mL,分娩后 2 h 回病房按压宫底流出鲜血及血块称重约 500 g,估计失血量 500 mL,分娩后 2.5 h 自觉肛门坠胀,行清宫术,清出宫腔内积血约 200 mL,失血量总计约 900 mL。

(2)休克指数法:患者分娩后休克指数为心率/收缩压=90/127=0.7,根据休克指数估计出血量<500 mL;产后 2 h 阴道流血后,复查休克指数为心率/收缩压=100/90=1.1,根据休克指数估计出血量在 1000~1500 mL。

(3)血红蛋白水平:患者入院血红蛋白 105 g/L,失血后即刻复查血常规,血红蛋白 80 g/L,复查后未再出血,次日复查血红蛋白 65 g/L,可见失血后即刻复查血红蛋白受多种因素影响不能反映实际出血量,根据次日循环稳定后复查血红蛋白,估计出血量为 1500 mL。

综合几种评估出血量方法,血红蛋白水平应该相对准确,但是不能即时反应,对于抢救来说时间滞后,参考意义大打折扣;休克指数法,相对接近失血量,但也受到失血速度、患者体重指数的影响;少量多次的失血通过患者代偿血压、心率可能变化不及时,应注意鉴别;称重法相对客观但是收集全部血液较难,同时亦受羊水干扰,也不是最可靠的办法。此患者产程中没有成功收集失血是最后影响失血量估计的最主要原因。

3. 处理方案及基本原则

(1) 积极寻找产后出血病因, 及时止血。

(2) 一般处理, 包括向有经验的助产士、上级产科医师、麻醉医师等求助。

(3) 通知血库和检验科做好准备, 建立双静脉通道, 积极补充血容量。

(4) 进行呼吸管理, 保持气道通畅, 必要时给氧。

(5) 监测出血量和生命体征, 留置尿管, 记录尿量。

(6) 交叉配血, 进行基础的实验室检查, 包括血常规、凝血功能、肝肾功能等, 并进行动态监测。

一、体格检查

针对患者目前病情, 应做哪些必要的体格检查 (表 20-3)?

表 20-3　体格检查评分

考核内容	操作程序及具体要求	分值	扣分
一般查体 (10 分)	生命体征监测	4	
	神志及表情、面容、体位及全身皮肤	6	
专科检查 (20 分)	宫底高度、子宫轮廓、收缩度、有无包块、压痛	10	
	软产道: 宫颈、阴道穹隆、阴道壁, 会阴裂伤缝合口或会阴侧切缝合口有无活动性出血或血肿	10	
合计		30	

二、病例分析

你认为患者需要完善的检查、初步诊断, 以及目前的治疗方案有哪些 (表 20-4)?

表 20-4　病例分析评分

询问内容	考官提供信息	分值	扣分
一、需要完善的检查 (包括需要转诊上级医院的必要检查, 5 分)			
1. 血常规	Hb 105 g/L	2	
2. 凝血功能	无异常	1	
3. 交叉配血	无异常	1	
4. 心电图	暂未做	1	

续表 20-4

询问内容	考官提供信息	分值	扣分
二、初步诊断并查找产后出血病因(10分)			
1. 子宫收缩乏力	(1)子宫体收缩情况	1	
	(2)子宫颈收缩情况	1	
2. 产道损伤	(1)子宫及子宫下段	1	
	(2)阴道	1	
	(3)会阴裂伤或侧切缝合口	1	
3. 胎盘因素	(1)胎盘完整与否	1	
	(2)胎膜完整与否	1	
4. 凝血功能	(1)血液系统疾病	1	
	(2)肝脏疾病	1	
	(3)产科 DIC	1	
三、目前的治疗(10分)			
1. 药物治疗	(1)缩宫素及卡贝缩宫素	1	
	(2)麦角新碱	1	
	(3)卡前列氨丁三醇	1	
	(4)米索前列醇	1	
2. 非药物治疗	(1)子宫按摩及压迫	1	
	(2)宫腔填塞	1	
	(3)子宫压迫缝合术	1	
	(4)盆腔血管结扎术	1	
	(5)介入治疗	1	
	(6)子宫切除术	1	
合计		25	

三、产后大出血的急救措施

1.产后 2 h 内失血量大于 400 mL　应及时呼叫上级医师;建立两条静脉通路;积极寻找出血原因并处理;吸氧,监测生命体征、尿量等;及时检查血常规、凝血功能、交叉配血。

2.失血量 500～1500 mL　容量复苏;必要时成分输血;保暖、加温输液、输血;动态监测:生命体征、出血量、氧饱和度、血常规、凝血功能等,注意纠正凝血功能和酸中毒。同时进一步查找病因及时止血。

3. 出血量大于 1500 mL 多学科抢救(妇产科、麻醉科、检验科及输血科、ICU 等);继续抗休克治疗,必要时使用血管活性药物;继续对因止血,必要时切除子宫;根据病情需要成分输血纠正 DIC;纠正酸中毒和电解质紊乱;应用抗生素预防感染;重要器官保护及重症监护。

第二十一章

惊厥

第一节 惊厥的基本知识

　　惊厥(convulsion)是多种原因所致大脑神经元暂时功能紊乱的一种表现,发作时全身或局部肌群突然发生阵挛或强直性收缩,常伴有不同程度的意识障碍。惊厥是儿科常见的急症,儿童发病率为成人的 10～15 倍,尤以婴幼儿多见。惊厥作为一种儿科急诊常见的危急病症,若未及时采取相应急救措施进行治疗,不仅有可能致使患儿留下癫痫、脑损伤等后遗症,还极有可能导致患儿生命健康受到威胁。惊厥可分为热性惊厥及无热惊厥,其中热性惊厥最为常见。热性惊厥是儿童时期年龄依赖性的疾病,首次发作多见于 3 月龄至 6 岁。根据 2011 年美国儿科学会(AAP)标准,热性惊厥为发热状态下(肛温≥38.5 ℃,腋温≥38 ℃)出现的惊厥发作,无中枢神经系感染证据及导致惊厥的其他原因,既往无热惊厥病史。部分热性惊厥患儿以惊厥起病,发作前可能未察觉到发热,但发作时或发作后立即发现发热,临床上应注意避免误诊为癫痫首次发作。发热性惊厥通常发生于发热后 24 h 内,如发热≥3 d 才出现惊厥发作,注意应寻找其他导致惊厥发作的原因。热性惊厥分为单纯性和复杂性两种。其中,单纯性惊厥发病率约占80%,主要表现为体温高于 38 ℃、肌肉痉挛,发作后神经系统正常。复杂性惊厥在临床中较为少见,该病发作持续时间较长,发作后可出现短暂麻痹性神经系统改变。

【诊断及检查】

(一)诊断

　　热性惊厥绝大多数预后良好,根据临床特征分为单纯性热性惊厥和复杂性热性惊厥,发作情况见表 21-1。单纯性占70%～80%,表现为全面性发作,24 h 内无复发,无异常神经系统体征。复杂性占 20%～30%,发作持续时间长或为局灶性发作,24 h 内有反复发作,发作后可有神经系统异常表现,如 Todd's 麻痹。热性惊厥持续状态(FSE)是指热性惊厥发作时间≥30 min,或反复发作、发作间期意识未恢复达 30 min 及以上。

表 21-1　不同临床分型热性惊厥的发作情况

临床表现	类型	持续时间/min	次数
单纯性(符合所有标准)	全面性	<15	单次
复杂性(符合一项或多项)	部分性	15～30	多次

复杂性热性惊厥的其他常见特点包括发病年龄可小于 6 月龄或大于 5 岁,发病前或发作后神经系统异常更常见。

(二)辅助检查

1. 血常规、尿常规、血生化(包括血糖、电解质及血气分析),应常规检查,目的为明确发热原因及鉴别常见的惊厥病因。

2. 病史和体检如提示颅内感染,患儿应进行腰椎穿刺检查。

3. 单纯性热性惊厥患儿不需常规进行脑电图或神经影像检查;但局灶性发作或有局灶性神经体征者应进行脑电图及神经影像检查。在热性惊厥发作后 1 周内,脑电图监测可见痫样放电或后头部非特异性慢波,不能用于热性惊厥的复发或继发癫痫的预测。因此在热性惊厥急性发作期,不推荐进行脑电图检查来评估。对于有继发癫痫危险因素的复杂性热性惊厥及 FSE 患儿需要检查和随访脑电图。局灶性发作伴有脑电图局灶性痫样放电可作为癫痫发生的预测指标。

4. 对首次单纯性热性惊厥发作者,不建议常规进行头颅 CT 或磁共振成像(MRI)检查。对于复杂性热性惊厥患儿,出现以下情况需进行头颅 CT 或 MRI 检查寻找病因:头围异常、皮肤异常色素斑、局灶性神经体征、神经系统发育缺陷或惊厥发作后神经系统异常持续数小时。对相关脑病变的检出,通常 MRI 较 CT 更敏感,但检查时间相对较长。FSE 的患儿急性期可能发生海马肿胀,远期则可能引起海马萎缩,并可能导致日后颞叶癫痫的发生,必要时应复查头颅 MRI。

【鉴别诊断】

一些癫痫及癫痫综合征可以热性惊厥起病,表现为发热容易诱发,具有"热敏感"的特点或早期呈热性惊厥表现,不易与热性惊厥鉴别,需引起重视。热敏感相关的癫痫综合征包括 Dravet 综合征和全面性癫痫伴热性惊厥附加症(GEFS+):临床上根据患儿发病年龄、发作表现、脑电图特点、病程演变及家族史等进行诊断。

1. Dravet 综合征　是一种难治性癫痫综合征,2001 年国抗癫痫联盟(ILAE)将其归为癫痫性脑病。其特征为:①1 岁以内起病,常因发热诱发首次发作;②主要表现为发热诱发的全面性或半侧阵挛发作,1 次热程中易反复发作;③具有热敏感的特点,易发生惊厥持续状态;④1 岁以后出现多种形式的无热发作;⑤智力、运动发育倒退;⑥初期脑电图多数正常,1 岁以后出现全导棘慢波或多棘慢波,或局灶性,或多灶性放电。多数患儿药物疗效不佳,发作难以控制。Dravet 综合征是遗传性癫痫常见类型之一,70%～80%的患儿

与 *SCN1A* 基因突变有关。*SCN9A*、*PCDH*19 等基因突变也可导致此综合征。

2. 全面性癫痫伴热性惊厥附加症　具有表型异质性,最常见的表型是热性惊厥,发病年龄 3 月龄至 6 岁;其次是热性惊厥附加症,表现为 6 岁后仍出现有热或无热全身强直阵挛发作;其他表型包括热性惊厥和(或)热性惊厥附加症伴其他全面性发作或局灶性发作。目前通过对家系研究已发现多种离子通道蛋白亚单位基因(*SCN1A*、*SCN2A*、*SCN1B*、*GABRG*2)突变与 GEFS+发病有关。

3. 伴热性惊厥病史的其他癫痫或癫痫综合征　有内侧颞叶癫痫、儿童失神癫痫、Panayiotopoulos 综合征、特发性儿童枕叶癫痫 Gastaut 型、Doose 综合征、少年肌阵挛癫痫、伴中央颞区棘波的儿童良性癫痫等。

【治疗】

(一)一般治疗

1. 有发作预兆的患儿,将患儿移至床上,如来不及可顺势使其躺倒,防止意识突然丧失而跌伤,迅速移开周围硬物、锐器,减少发作时对身体的伤害。患儿口中不允许放入压舌板、手指、棉签等物品,以免损伤牙齿。使患儿平卧,松开衣领,头转向一侧,以利于呼吸道分泌物及呕吐物排出,防止流入气管引起呛咳及窒息。养成良好的生活习惯,保证充足睡眠,避免过度劳累。锻炼身体,提高健康水平,预防上呼吸道感染等疾病。清除慢性感染病灶,尽量减少或避免在婴幼儿期患急性发热性疾病,这对降低高热惊厥的复发率有重要作用。

2. 心理治疗　甚为重要,鼓励患儿参加正常活动和上学,以增强他们的自信心。

(二)药物治疗

多数惊厥发作可在 5 min 内自发缓解,发作超过 5 min 者需要及时给予药物止痉治疗。如首次用药无效,可依据患儿抽搐发作情况,循环使用,构成镇静环,但需密切观察患儿生命体征。1 次发作持续 30 min 以上,或反复多次发作>30 min,且发作间期意识不恢复至发作前的基线状态,称为惊厥持续状态。

1. 苯二氮䓬类　为首选用药,临床常用地西泮,如有静脉通道,可静脉推注,如无静脉通道可选用肌内注射药物,如咪达唑仑。

2. 镇静催眠类　如苯巴比妥,负荷量 10 mg/kg,为二线用药。

3. 10% 水合氯醛　每次 0.5 mL/kg 加等量生理盐水灌肠。

(三)病因治疗

1. 治疗感染。

2. 控制原发病。

(四)对症支持治疗

退热药物降温(退热药包括布洛芬或对乙酰氨基酚),物理降温。纠正缺氧、低血糖等,抽搐时间长时需防治脑水肿:以 20% 甘露醇 5 mL/kg 或肾上腺皮质激素,静脉推注。

【预防】

1.积极控制体温,体温达 38 ℃,服用退热药。

2.间歇性预防治疗 指征:①短时间内惊厥频繁发作(6 个月内≥3 次或 1 年内≥4 次);②发生惊厥持续状态,需止惊药物治疗才能终止发作。在发热性疾病初期间断足剂量口服地西泮、氯硝西泮或水合氯醛灌肠,大多可有效防止惊厥发生;新型抗癫痫药物左乙拉西坦间歇性用药可预防热性惊厥复发。卡马西平和苯妥英间歇性用药对预防复发疗效欠佳。

3.长期预防治疗 单纯性热性惊厥远期预后良好,不推荐长期抗癫痫药物治疗。FSE、复杂性热性惊厥等具有复发或存在继发癫痫高风险的患儿,可考虑长期抗癫痫治疗。用药前应和监护人充分沟通,告知可能的疗效和不良反应。虽然研究证实长期口服苯巴比妥与丙戊酸对防止热性惊厥复发有效,但临床应权衡其利益与药物不良反应的风险。

第二节 惊厥的接诊路径

【案例】

(一)病例资料

1.**现病史** 患者,男童,3 岁,因"发热 1 d,抽搐伴意识丧失 2 次"急诊就诊。患儿于本次就诊前 1 d 无明显诱因出现发热症状,体温最高 39.9 ℃,无咳嗽,无呕吐,无腹泻,无尿频、尿急、尿痛等不适,口服布洛芬治疗,体温最低可下降至 38 ℃,约 3 h 后复升。半小时前患儿突发全身抽搐症状,伴有明显意识丧失,表现为呼之不应,双眼右上方凝视,牙关紧闭,口唇发绀,颈部后仰,四肢抖动,无角弓反张,持续约 5 min 后症状缓解,患儿进入睡眠状态,家属拨打急救电话"120"就诊,至儿科急诊后予小儿退热栓退热治疗,并急症完善血常规、凝血四项、粪便常规、腹腔肠管超声检查后收入院,至病房路途中患儿再次出现上述症状发作,持续 5 min 未缓解。自发病以来,患儿排黄褐色稀水样便 2 次,量大,伴有少许脓,纳差,小便量少。

2.**既往病史及个人史** 既往体健。生后至今无外伤手术史,无输血史。无传染病史及传染病接触史。G1P1,足月顺产出生,出生体重 3300 g,生后无缺氧及窒息病史,生长发育正常,疫苗按时接种。

3.**体格检查** T 39.5 ℃,P 140 次/min,R 30 次/min,Wt 16 kg。呼之不应,双眼右上方凝视,牙关紧闭,口唇发绀,颈部后仰,四肢抖动,由家长抱入诊室。眼睑无分泌物,鼻呼吸通畅,耳部无脓性分泌物,咽部明显充血,无疱疹,双侧扁桃体无肿大。颈软,双肺叩诊清音,双肺未闻及病理性杂音,心律齐,各瓣膜听诊区未及病理性杂音。腹平坦,腹肌稍紧张,肠鸣音 10 次/min,肝脾肋下未触及,移动性浊音阴性,双下肢无水肿,病理征及脑膜刺激征均为阴性。

4. 辅助检查

(1)血常规检查:WBC $26×10^9$/L,N% 84%,Hb 106 g/L,PLT $243×10^9$/L,CRP 86 mg/L。

(2)粪便常规:白细胞(++++),可见脓细胞,潜血(+)。

(3)凝血功能检查:均大致正常。

(4)急诊肠管 B 超检查:回结肠壁增厚、增粗,肠蠕动增加,肠道积液量增多,可见液性暗区。

(二)诊疗经过

1. 初步诊断 ①急性感染性肠炎;②发热性惊厥。

2. 诊治经过 患者为幼儿男童,此次因"发热 1 d,抽搐伴意识丧失 2 次"就诊,由于患儿是惊厥伴有发热,考虑为热性惊厥,患儿查体以腹部症状为主,结合检验异常提示严重胃肠道细菌感染,考虑感染引发体温异常,高热引发惊厥,就诊时患儿仍处于惊厥发作状态。因此,治疗上首先予心电监测、吸氧、建立静脉通道,地西泮 5 mg 缓慢静脉推注止惊,后予 20% 甘露醇 80 mL 快速静脉滴注降颅压,头孢曲松 1.1 g 静脉滴注抗感染,萘普生 80 mg 静脉滴注退热,补液及相关对症处理。体温稳定 3 d 后予视频脑电图、颅脑磁共振检查,结果提示脑电图轻微异常(可见少许尖波及棘慢综合波),颅脑磁共振无异常。继续治疗 2 d 后粪便培养无痢疾杆菌生长,复查血常规、粪便常规及肠管超声恢复正常后出院,嘱 1 个月后复查视频脑电图,小儿神经科门诊复诊。

一、病史采集

作为儿科医生,接诊该患儿时,应了解哪些病史信息(表 21-2)?

表 21-2 病史采集评分

询问内容		考官提供信息	分值	扣分
一、主要症状描述、病情演变(15 分)				
1. 目前症状	诱因	无明显诱因	1	
	惊厥	呼之不应,双眼右上方凝视,牙关紧闭,口唇发绀,颈部后仰,四肢抖动	1	
	发热	发热 1 d,体温最高 39.9 ℃,最低 38 ℃	1	
	腹泻	排黄褐色稀水样便 2 次,量大,伴有少许脓	1	
	伴随症状	小便少	1	
	有鉴别意义的症状	无外伤史	1	
	诊疗经过	就诊及用药情况	1	

续表 21-2

询问内容		考官提供信息	分值	扣分
2. 既往症状	惊厥发作	无	2	
	腹泻引发热性惊厥	无	1	
	便血	无	2	
	异常疾病	无	2	
3. 其他伴随症状		其他合理的伴随症状即可	1	
二、有无相关病史(3 分)				
1. 有无外伤史		无	1	
2. 有无癫痫病史		无	1	
3. 有无遗传代谢性疾病史		无	1	
三、家族史(2 分)		父母及其兄弟姐妹有无惊厥史	2	
四、个人喂养及生长发育史、疫苗接种史(5 分)				
1. 出生		足月顺产,出生体重 3300 g,无窒息及缺氧病史	2	
2. 喂养史		6 个月添加辅食,10 个月后正常饮食	1	
3. 生长发育情况		正常	1	
4. 疫苗接种情况		正常随当地接种	1	
合计			25	

二、体格检查

针对患者目前病情,应做哪些必要的体格检查(表 21-3)?

表 21-3 体格检查评分

询问内容	考官提供信息	分值	扣分
一、一般项目(5 分)			
1. 体温、脉搏、呼吸、体重	T 39.5 ℃,P 140 次/min,R 30 次/min,Wt 16 kg	1	
2. 神志及目前状态	呼之不应,双眼右上方凝视,牙关紧闭,口唇发绀,颈部后仰,四肢抖动	1	
3. 皮肤黏膜颜色	口唇发绀	1	
4. 腹部查体检查	腹平坦,腹肌稍紧张,肠鸣音 10 次/min,肝脾肋下未触及,移动性浊音阴性	2	

续表 21-3

询问内容	考官提供信息	分值	扣分
二、重点查体(10 分)			
1. 神经系统病理征检查	无异常	6	
2. 脑膜刺激征检查	无异常	4	
合计		15	

三、病例分析

你认为患儿需要完善的检查、初步诊断及治疗措施有哪些(表 21-4)?

表 21-4　病例分析评分

询问内容	考官提供信息	分值	扣分
一、需要完善的检查(包括需要转诊上级医院的必要检查,6 分)			
1. 血常规	WBC 26×10^9/L, N% 84%, Hb 106 g/L, PLT 243 × 10^9/L, CRP 86 mg/L	1	
2. 生化常规	无电解质紊乱及肝肾功能异常	1	
3. 凝血	无异常	1	
4. 心电图	暂未查	1	
5. 颅脑 CT 或 MR	暂未查	1	
6. 腹部超声	回结肠壁增厚、增粗,肠蠕动增加,肠道积液量增多,可见液性暗区	0.5	
7. 免疫指标	暂未做	0.5	
二、初步诊断(10 分)			
1. 初步诊断	(1)急性感染性肠炎	2	
	(2)热性惊厥	2	
2. 鉴别诊断	(1)病毒性肠炎	2	
	(2)GEFS+	2	
	(3)高热惊厥附加征	2	
三、目前的治疗措施(9 分)			
1. 药物治疗	镇静止惊药物	1	
	抗菌药	1	
	降颅压药物	1	
	补液、退热药物	1	

续表 21-4

询问内容	考官提供信息	分值	扣分
2. 非药物治疗	饮食调整	1	
	饮食替代	1	
	血液检验, 超声检查	1	
	视频脑电图	1	
	颅脑 CT 或 MRI	1	
合计		25	

第二十二章

新生儿呼吸窘迫综合征

第一节　新生儿呼吸窘迫综合征的基本知识

新生儿呼吸窘迫综合征（respiratory distress syndrome，RDS）是因肺表面活性物质（pulmonary surfactant，PS）缺乏所致，以新生儿出生后不久出现呼吸窘迫并进行性加重为特征的临床综合征。由于该病在病理形态上有肺透明膜的形成，故又称之为肺透明膜病（hyaline membrane disease，HMD）。多见于早产儿，其胎龄越小，发病率越高。随着产前糖皮质激素预防、出生后 PS 及 CPAP 的早期应用，不仅早产儿 RDS 发病率降低，RDS 的典型表现及严重程度也发生了一定的变化。

【病因】

1. 早产儿肺表面活性物质的产生、释放不足　为主要倾向因素。肺表面活性物质由肺泡Ⅱ型细胞胞质中的板层体产生及贮存，当释放于肺泡吸附于肺泡壁表面后即能降低肺泡的表面张力，保持呼气时肺泡张开，肺表面活性物质由多种脂肪、蛋白质及碳水化合物组成，其中磷脂酰胆碱及磷脂酰甘油各占脂肪中的75%及9%，肺表面活性物质在胎儿22～24周产生，于35～36周时活力明显增加，故疾病发生率与胎龄呈反比，胎龄30～32周者发生率40%～55%，33～35周者发生率10%～15%，36周龄者发生率1%～5%。

2. 低氧、酸中毒时肺呈低灌流状态　抑制表面活性物质的产生及释放，围生期窒息，急性产科出血如前置胎盘、胎盘早剥、双胎中的第二个婴儿及母亲低血压等时，肺透明膜病的发生率均显著增高。

3. 高胰岛素血症　糖尿病母亲的婴儿，常有胰岛细胞增生现象，产生高胰岛素血症，由于胰岛素拮抗肾上腺皮质激素对卵磷脂的合成作用，使胎儿肺延迟成熟，故糖尿病母亲婴儿 RDS 发生率可增加5～6倍。

4. 剖宫产儿　正常分娩时子宫收缩肾上腺皮质激素分泌增加可促使肺成熟，如剖宫产执行在分娩发动前时 RDS 发生率亦可明显增高，此类婴儿常为晚期早产儿。

5. 家属倾向　曾患过 RDS 婴儿的孕妇，以后分娩 RDS 的机会高达90%～95%，以往未分娩有 RDS 者以后分娩的早产儿如没有急性缺氧则发生 RDS 的机会仅5%。

6. 人种、性别关系　白种人及男婴的发生率相对较高。

7. 肺表面活性物质产生及代谢方面　缺陷病虽较为少见，但极为严重，常导致死亡,包括表面活性蛋白B及C基因突变及 *ABCA*₃基因突变(其产物位于Ⅱ型肺泡上皮板层体内的ABC转运蛋白)所致的严重RDS。

【发病机制】

多数为肺泡表面活性物质产生、释放不足所致,极少数由于肺泡表面活性物质遗传缺陷所致。

(1)肺泡表面张力上升,肺内功能残气量下降造成广泛性、进行性肺不张。

(2)肺内真性右向左分流增加(由于广泛肺不张,大量肺泡无通气但有血液灌流)。

(3)增加了通气血流比例失调。

(4)肺顺应性降低:肺呈僵硬状态,需较高压力才能达到所需的潮气量。

(5)广泛肺泡萎陷后死腔通气量增加。

(6)呼吸功能增加4~6倍。

上述结果导致低氧、高碳酸血症及代谢性酸中毒,当进行性加剧时可引起肺血管痉挛收缩导致肺动脉高压,造成血液经卵圆孔和(或)动脉导管水平的右向左分流,使低氧血病进一步加剧。

【临床表现】

患儿一般于生后6 h内出现呼吸困难,但症状亦可发生在分娩室内,呼吸困难症状可逐渐加剧,典型的有气促、呼气呻吟、吸气凹陷、鼻翼煽动及发绀等,病情严重时有呼吸暂停、肌张力低下、低血压等表现,严重肺不张时胸廓塌陷,没有适当呼吸支持者往往在生后2~3 d因呼吸衰竭死亡,轻症者发病晚,呼吸困难轻,偶有呼气呻吟声,经3~4 d后随表面活性物质的合成而好转。

【辅助检查】

典型的X线表现有肺容量缩小,肺野透亮度普遍降低,全肺具有均匀的小网状颗粒状阴影及支气管充气征等,严重肺透明膜病全肺野一致性密度增高,心影轮廓及横膈不清称为"白肺"(图22-1~图22-3)。围生期缺氧有急性应激者除典型的X线表现外,在生后第1~2天胸片尚可见胸腺肿大现象,此现象常于出生3 d后消失。

【急诊救治】

治疗目的:需防止低氧及高碳酸血症(维持正常的组织代谢,完善肺表面活性物质的产生,防止右向左分流);合适的液体治疗(既要避免低血容量,又必须避免液体过度负荷所导致的肺水肿);防止肺不张;减少高氧及机械通气所致的肺损伤。

1.肺表面活性物质替代治疗 为RDS主要治疗手段,能改善RDS的转归。肺表面活性物质治疗后氧合改善,呼吸机支持降低,可持续数小时甚至数天。减少气漏,降低死亡率。包括预防性治疗和营救性治疗。

预防性治疗:指出生后数分钟内即由气管插管内注入肺表面活性物质。

营救性治疗:指出现临床症状后即给予肺表面活性物质。

常用制剂有牛或猪肺浸出液制成的肺表面活性物质。国外常用的有猪肺磷脂注射液(固尔苏,Curosurf),国内常用的除固尔苏外,还有国产的注射用牛肺表面活性剂(珂立苏)。

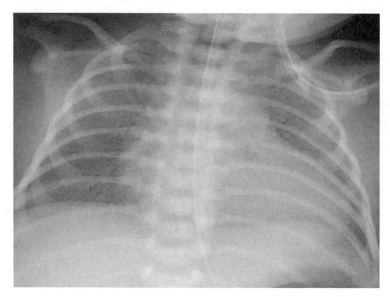

图22-1 毛玻璃样改变

双肺呈普遍性透过度降低,可见弥漫性均匀一致的细颗粒网状影。

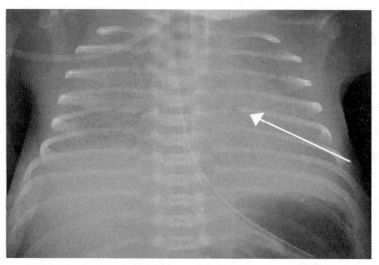

图22-2 支气管充气征

肺野颗粒状阴影和支气管充气征。

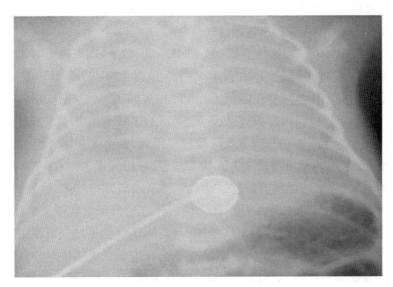

图 22-3 白肺

未见正常肺纹理,肺肝界及肺心界均消失。

预防性治疗效果常优于肺损伤后的营救性治疗,可在产房内经气管插管给药。经治疗后气漏发生率及死亡率均可降低,并可减少脑室内出血的危险性。早期营救性治疗指于出生 1~2 h 内,一经诊断即用肺表面活性物质治疗。可用单剂治疗或多剂治疗,一般给予 1~2 剂治疗即可。国外推荐单剂治疗后吸入氧浓度仍需 30%,平均气道压力为 7 cmH$_2$O 时,可考虑第二剂应用。多数婴儿仅需 1 次或 2 次治疗。

治疗后,应将血氧饱和度维持于 88%~95%,对<1250 g 的婴儿将 SpO$_2$ 维持于 85%~92%。

2. 持续气道正压通气(CPAP) 可预防肺不张,减少机械通气导致的肺损伤,维持肺表面活性物质的功能。早期用 CPAP 可减少机械通气,并可降低慢性肺部疾病的发生。在气管内注入肺表面活性物质后即可用 CPAP 支持,开始压力为 5~7 cmH$_2$O,流量应设在 6~10 L,可逐渐增加压力,每次为 1~2 cmH$_2$O,直至压力达 8 cmH$_2$O。常用鼻塞或鼻咽插管法。治疗时必须置胃管以排除吞入胃中的气体。当病情稳定,能维持目标的 SpO$_2$ 后可慢慢降低压力及吸入氧浓度。当吸入氧浓度降低至 30% 时,及压力降低至 4~5 cmH$_2$O 时,如无呼吸窘迫、X 射线肺容量正常时可撤离 CPAP。

3. 机械通气

(1)指征:PaCO$_2$≥55 mmHg(≥7.3 kPa),并迅速上升或 PaO$_2$<50 mmHg(<6.6 kPa)及所需吸入氧浓度(FiO$_2$)>50% 时,或有严重呼吸暂停时。

(2)通气模式:常用的有同步间歇正压通气(SIMV)或压力支持容量保证模式(PRVC)通气。

(3)呼吸机开始设置:一般吸气峰压(PIP)为 20~25 cmH$_2$O,呼气末正压(PEEP)为

$4 \sim 6 \text{ cmH}_2\text{O}$,呼吸频率为 $30 \sim 40$ 次/min,吸气时间为 $0.3 \sim 0.4$ s。RDS 早期肺时间常数很短,故可用短吸气时间较快频率进行通气。

机械通气期间,$PaCO_2$ 一般维持于 $45 \sim 55$ mmHg($6.0 \sim 7.3$ kPa),称为相对性的高碳酸血症,以减轻肺损伤。当 $PaCO_2$ 持续上升时,需考虑并发气漏、肺不张及动脉导管未闭(PDA)等。

病情改善后,可根据血气变化降低 PIP、PEEP 及 FiO_2。当 FiO<30% 时,呼吸频率 20 次/min,PIP 18 cmH$_2$O 可考虑拔管,拔管后继续用 CPAP 治疗以稳定肺容量。

4.高频通气 近年来有主张当常规呼吸机应用后,氧合改善不理想时,用高频通气治疗肺透明膜病,采用高频振荡通气方式较为理想,常用频率为 $600 \sim 720$ 次/min,潮气量略小于死腔气量,以来回运动的活塞泵送入气体及抽出肺内气体,达到维持气体交换及排除二氧化碳的目的。开始时采用的压力为近于或稍高于常规呼吸机通气时的平均气道压值。氧合指数不满意时可按每次增加 $1 \sim 2$ cmH$_2$O 的平均气道压幅度提高,但应注意气压伤及对循环的影响。通气时可用改变振荡幅度及振荡频率来调整 $PaCO_2$ 值,新生儿初始用的振荡频率可在 $10 \sim 12$ Hz($600 \sim 720$ 次/min),高频通气时应定期行胸部 X射线检查,以免肺过度膨胀,定期监测血气,注意勿导致 $PaCO_2$ 过低。

5.机械通气时的紧急情况

(1)气管插管阻塞或位置不良:应立即脱开呼吸机,以皮囊行手控通气,检查两侧呼吸音,并快速吸引气管插管以确保气道通畅,必要时以喉镜检查插管位置或重新插管。

(2)气漏:当突然低氧、低血压时应高度怀疑气胸,立即观察胸廓运动是否对称,呼吸音是否对称,可作透光试验及胸部 X 射线片以证实气胸,并可作试验性胸腔穿刺,证实后立即置胸腔闭式引流管排气。

(3)呼吸机功能不良。

(4)严重脑室内出血时病情可突然恶化。

6.支持疗法

(1)温度控制:为减少氧的消耗,应将患儿置于中性环境温度的暖箱或辐射床内。

(2)液体及营养:多数 RDS 患儿需静脉给液,一般第 1 天给予 10% 葡萄糖注射液 70 mL/kg(<1000 g 者,肾糖阈低,对葡萄糖的耐受性差,血糖正常时可改用 5% 葡萄糖注射液),第 2 天起可增加液体量至 $80 \sim 100$ mL/kg 并加入钠 2 mmol/(kg·d)、钾 1 mmol/(kg·d),必要时给予钙剂如 10% 葡萄糖酸钙 $1 \sim 2$ mL/(kg·d),有代谢性酸中毒时用等渗碳酸氢钠纠正酸中毒,应用湿化正压通气时不显性失水量减少,在以后的数天内给液量一般不>120 mL/(kg·d),过多给液促使动脉导管开放并造成肺水肿。数天内不能口服喂养者可考虑开始静脉应用氨基酸及脂肪乳剂。

(3)维持循环、纠正贫血:严重 RDS 患儿会发生低灌流及低血压,必须密切监护心率、血压及周围灌注,当有毛细血管充盈时间延长、血压偏低等灌流不足症状时可用生理盐水扩容及正性肌力药多巴胺 $2.5 \sim 5.0$ μg/(kg·min)静脉输注支持循环功能。血细胞比容应维持在 40% $\sim$ 50%,有贫血时应及时输注鲜血或浓缩红细胞。

(4)抗感染:在血培养未报告前需用广谱抗生素治疗。

第二节　新生儿呼吸窘迫综合征的接诊路径

【案例】

(一)病例资料

1.**现病史**　患儿系 G_2P_2,胎龄 38^{+2} 周,母亲因"停经 37^{+6} 周,不规则下腹痛 3 d"入住我院产科,孕期产检未见明显异常,否认妊娠高血压、糖尿病病史,患儿经阴道分娩出生,出生体重 2.9 kg,出生过程顺利,无窒息、产伤史。生后不久出现呻吟,呼吸窘迫,哭声差,反应差,肌张力低,无抽搐、肢体抖动,无呕吐、腹胀,体温未测,经我科医师会诊后,以"新生儿呼吸窘迫综合征"收入 NICU。患儿入科后呼吸窘迫进行性加重,自主呼吸微弱,肤色发绀,反应低下,立即给予气管插管、呼吸机辅助通气,HFOV 模式,参数:FiO_2 100% ,频率 10 Hz,PAW 18 cmH_2O,ΔP 36 cmH_2O,血氧饱和度波动于 70% ~85%。患儿生后反应差,未开奶,未排尿及胎便。

2.**既往史**　生后未接种乙肝疫苗及卡介苗。

3.**体格检查**　体温35.0 ℃,心率100 次/min,呼吸30 次/min,体重2.9 kg,新生儿外貌,反应差,发育正常。呼吸窘迫,全身肤色发绀,未见皮疹。颈部、腋窝、腹股沟部浅表未触及淋巴结。头颅外形正常,无畸形。前囟平坦。毛发分布均匀。眼睑无水肿,结膜无充血,巩膜无黄染,角膜透明,眼窝无凹陷,双侧瞳孔等大等圆,直径 2 cm,对光反射不配合。耳郭无畸形,外耳道无脓性分泌物。鼻翼煽动,鼻呼吸通畅。口唇发绀,口周发绀。乳牙未萌出,无牙龈肿胀。舌质红润。咽部无充血,无腭裂。颈无抵抗。气管居中。颈部血管未见异常搏动。胸廓对称,无鸡胸、漏斗胸、肋骨串珠、肋缘外翻,三凹征(+)。双侧呼吸动度均等。双肺叩清音。双肺呼吸音低,未闻及干、湿啰音。心前区无隆起,心尖搏动无弥散。心前区未触及震颤。心率100 次/min,心律齐,心音低钝,未闻及杂音及心包摩擦音。无毛细血管搏动征,股动脉未闻及枪击音。腹部膨隆,未见胃肠型及蠕动波,腹壁静脉无曲张。脐带未脱落,无渗血,腹壁软。肝脾肋下未触及,未触及包块。叩诊呈鼓音,无移动性浊音。肠鸣音 0 次/min,未闻及气过水声及血管杂音。肛门无畸形。脊柱及四肢无畸形,四肢关节无红肿,活动自如,肌张力低。足底纹理多。腹壁反射、腱反射未引出。觅食反射、吸吮反射、握持反射、拥抱反射未引出。围巾征检查示肘过中线,腘角>110°。

4.**辅助检查**

(1)血常规检查:WBC $25.73×10^9/L$,Hb 127 g/,PLT $248×10^9/L$。

(2)心肌酶检查:乳酸脱氢酶 677 U/L,羟丁酸脱氢酶 440 U/L,肌酸激酶 2836 U/L,肌酸激酶同工酶 MB 149 U/L。

（3）双肺彩超检查：双肺"白肺"样改变，左肺实变区。

（4）心脏彩超检查：左室壁心肌运动减低(射血分数36%)，室间隔摆动，左心功能减低，二尖瓣少量反流，三尖瓣大量反流，动脉导管未闭(右向左分流)。

（5）颅脑彩超检查：双侧大脑中动脉血流异常。

（二）诊疗经过

1. 初步诊断　新生儿呼吸窘迫综合征。

2. 诊治经过　入院后通知病危，给予特级护理、暖箱保暖、心电监护、有创呼吸机辅助通气、猪肺磷脂注射液气管内滴入，米力农、多巴胺及多巴酚丁胺改善循环、强心，维生素C营养心肌，阿莫西林克拉维酸钾联合头孢他啶抗感染，维生素K_1预防出血，输注去白细胞悬浮红细胞纠正贫血、血浆补充凝血因子、白蛋白纠正低蛋白血症、丙种球蛋白调节免疫等治疗。治疗后病情好转，撤机改低流量吸氧，复查胸部CT提示"双肺多发斑片影，肺膨胀不全或炎性渗出？"颅脑CT平扫未见明显异常。根据喂养耐受情况给予经口喂养并逐渐增加奶量。出院后嘱2周复查胸部CT及颅脑MRI检查，复查心肌损伤指标。

一、病史采集

作为新生儿科医生，接诊该患儿时，应了解哪些病史信息（表22-1）？

表22-1　病史采集评分

询问内容		考官提供信息	分值	扣分
一、主要症状描述、病情演变（24分）				
1. 孕母情况	母亲年龄及孕周	年龄>40岁或<16岁	1	
	母亲疾病史	是否有糖尿病、高血压、感染、慢性心肺疾患、吸烟、吸毒、酗酒、Rh阴性血型	1	
	母亲孕史	孕期产检情况	1	
	胎次产次	既往有无死胎、死产	1	
	羊水	有无过多、过少，有无污染、污染程度	1	
	脐带	有无过细、扭转、打结、脐带绕颈	1	
	胎盘	是否前置、早剥、老化	1	
2. 分娩史	有无难产、手术产、急产、产程延长、分娩过程中使用镇静或止痛药物	无	2	
	是否有产钳、抬头吸引助产	无	2	

续表 22-1

	询问内容	考官提供信息	分值	扣分
3. 新生儿	出生体重、身长	体重 2.9 kg，身长未测	2	
	生后有无窒息、发绀	有	2	
	1~10 min Apgar 评分	未测	3	
	生后处理措施	给予气管插管、呼吸机辅助通气	2	
	其他伴随情况	未排尿及胎便	2	
4. 既往史	维生素 K_1	无	1	
	乙肝疫苗及卡介苗	未接种	1	
二、家族史(1分)		无同类疾病家族史	1	
合计			25	

二、体格检查

1. 针对患儿目前病情，应做哪些必要的体格检查(表 22-2)？

表 22-2 体格检查评分(口述)

询问内容	考官提供信息	分值	扣分
一、一般项目(2分)			
1. 体温、脉搏、呼吸、体重	T 35.0 ℃，P 100 次/min，R 30 次/min，体重 2.9 kg	0.5	
2. 反应	反应差	0.5	
3. 皮肤黏膜颜色	全身肤色发绀	0.25	
4. 头颅	无畸形，前囟平坦	0.5	
5. 伴随症状查体	鼻翼煽动，口周发绀	0.25	
二、重点查体(13分)			
1. 呼吸	30 次/min	2	
2. 胸廓	对称，无畸形，三凹征(+)	2	
3. 双肺呼吸音	双肺呼吸音低	2	
4. 心脏检查	心率 100 次/min，律齐，未闻及明显杂音，无心包摩擦音	2	
5. 腹部查体	腹部膨隆，未见肠型及蠕动波，脐带未脱落，无渗血	1	
6. 四肢肌张力	肌张力低	2	
7. 原始反射	觅食反射、吸吮反射、握持反射、拥抱反射未引出	2	
合计		15	

2. 请根据患儿情况,给患儿行经口气管插管术(表22-3)。

表22-3　经口气管插管术评分

评分要点		分值	扣分
准备(10分)	仪表端庄,衣帽整齐	5	
	备齐物品:气管导管、喉镜1套、听诊器、手套、呼吸囊、胶布、肩垫、吸引器、无菌吸痰管、氧气	5	
操作(80分)	核对患儿身份信息	5	
	患儿仰卧,肩部垫高2~3 cm,头后仰,使口、咽喉在一直线上	5	
	戴无菌手套	5	
	检查呼吸气囊是否漏气	5	
	清理呼吸道	5	
	右手拇、示、中指分开上下唇,左手持喉镜沿口角右侧置入口腔,用镜片侧翼将舌体左推,使喉镜片移至正中位,然后左臂上提,见到小舌样会厌,用镜片前段挑起会厌,暴露声门,右手持气管导管沿喉镜插入气管	40	
	在气管导管过声门后,继续插入所需深度	5	
	退出喉镜,用简易呼吸气囊连接气管插管,听诊双肺,确定导管在气管内	5	
	胶布固定气管插管	5	
评价(10分)	操作动作轻柔、准确,防止损失组织	3	
	反复插管时避免时间过长,中间要注意给患儿供氧	3	
	操作熟练,沉着冷静,手法正确	2	
	在规定时间2 min内完成	2	
合计		100	

三、病例分析

你认为患者需要完善的检查、初步诊断及治疗原则有哪些(表22-4)?

表22-4　病例分析评分

询问内容	考官提供信息	分值	扣分
一、需要完善的检查（包括需要转诊上级医院的必要检查,7分）			
1.血常规	贫血	1	
2.生化常规	心肌酶高	1	
3.凝血	无异常	1	
4.心脏彩超	左室壁心肌运动减低（射血分数36%）,室间隔摆动,左心功能减低,二尖瓣少量反流,三尖瓣大量反流,动脉导管未闭（右向左分流）	1	
5.肺部CT	双肺白肺样改变,左肺实变区	1	
6.颅脑彩超	双侧大脑中动脉血流异常	1	
7.振幅整合脑电监测	大致正常	1	
二、初步诊断（10分）			
初步诊断	新生儿呼吸窘迫综合征	10	
三、目前的治疗原则（8分）			
1.药物治疗	猪肺磷脂注射液	1	
	维生素 K_1	1	
	多巴胺	1	
	抗感染	1	
	血液制品支持治疗	1	
	静脉营养	1	
2.非药物治疗	监测血氧饱和度、血糖、氧分压、二氧化碳分压	1	
	呼吸机辅助通气	1	
合计		25	

参考文献

[1]吴孟超,吴在德.黄家驷外科学[M].8版.北京:人民卫生出版社,2020.

[2]陈孝平,汪建平,赵继宗.外科学[M].9版.北京:人民卫生出版社,2018.

[3]贾建平,陈生弟.神经病学[M].8版.北京:人民卫生出版社,2018.

[4]裴福兴,陈安民.骨科学[M].北京:人民卫生出版社,2016.

[5]胡大一,张建军.快速心律失常射频消融的实用技术[M].北京:人民卫生出版社,2000.

[6]胡大一,任自文,宋有城.恶性室性心律失常的现代治疗[M].北京:人民卫生出版社,2000.

[7]王卫平,孙锟,常立文.儿科学[M].9版.北京:人民卫生出版社,2022.

[8]沈洪,刘中民.急诊医学[M].2版.北京:人民卫生出版社,2013.

[9]张文武.急诊内科学[M].3版.北京:人民卫生出版社,2007.

[10]MARX HOCKBERGER WALLS.罗森急诊医学[M].7版.北京:北京大学医学出版社,2013.

[11]曹泽毅.中华妇产科学[M].2版.北京:人民卫生出版社,2007.

[12]中华人民共和国卫生健康委员会.GBZ41—2019《职业性中暑的诊断》解读[J].中国职业医学,2019,46(2):220.

[13]中华医学会神经病学分会,中华医学会神经病学分会脑血管病学组.中国缺血性卒中和短暂性脑缺血发作二级预防指南2022[J].中华神经科杂志,2022,55(10):1071-1110.

[14]中华医学会糖尿病分会.中国糖尿病酮症酸中毒诊疗指南[J].中华糖尿病杂志,2011,3(1):1-9.

[15]万艳,张洁文,杨桦.产科联合ICU共同救治危重孕产妇的临床分析[J].中国医刊,2023,58(04):451-455.

[16]李红岩.卡前列素氨丁三醇注射液预防高危妊娠剖宫产产后出血的效果观察[J].中国实用医药,2020,15(9):128-130.

[17]王雅楠,杨孜.影响胎盘早剥临床结局的相关因素及防范策略[J].中国实用妇科与产科杂志,2010,26(2):114-118.

[18]全军热射病防治专家组,热射病急诊诊断与治疗专家共识组.热射病急诊诊断与治疗专家共识(2021版)[J].中华急诊医学杂志,2021,30(11):1290-1299.

[19]中华医学会心血管病学分会,中华心血管病杂志编辑委员会,抗心律失常药物治疗专题组.抗心律失常药物治疗建议[J].中华心血管病杂志,2001,29:323-336.

[20]中华医学会心血管病学分会,中华心血管病杂志编辑委员会.急性ST段抬高型心肌

梗死诊断和治疗指南[J].中华心血管病杂志,2015,43(5):380-393.

[21]张文武,黄子通.失血性休克的处理策略[J].中华实用诊断与治疗杂志,2010,24(1):6.

[22]MERCHANT R M,TOPJIAN A A,PANCHAL A R,et al. Part 1:Executive Summary:2020 American Heart Association Guidelines for Cardiopulmonary Resuscitation and Emergency Cardiovascular Care[J]. *Circulation.* 2020,142(16 suppl 2):S337-S357.

[23]中国中西医结合分会.脓毒症休克中西医结合诊治专家共识[J].中华危重病急救医学,2019,31(11):1317-1323.

[24]中华医学会心血管病学分会.急性心力衰竭诊断和治疗指南[J].中华心血管病杂志,2010,38(3):195-208.